中国艾扬格瑜伽学院教材系列

瑜伽教师

基础指南

[印] B.K.S. 艾扬格　吉塔 · S. 艾扬格　著

田燕　王春明　付静　欧梅　游泽霞　译

欧梅　王晨　校

ZHEJIANG UNIVERSITY PRESS
浙江大学出版社

导读

《瑜伽教师基础指南》一书为以下读者提供指引：已取得艾扬格瑜伽认证资格的教师以及有意在将来成为艾扬格瑜伽老师的人。我们的瑜伽体系主要分为三个级别，分别是入门级、中级以及高级，所以我们希望能出版与各个级别相应的教学基础指南。

该书分为两个部分。第一部分直接针对教学的技术流程，第二部分旨在为教师夯实瑜伽理论基础，从而让他们更好地熟识这个科目。

教学不单指完成各个体式的技巧。为了个人以及自身进步而练习体式和实际的教学不同。授业解惑，责任重大。教学是一种情感、职业以及道德的责任。所以，老师要小心谨慎，万不可误导那些在学习中全然倚靠自己的学生。

因此，教师须在道德、情感、智力以及社会性方面提升自我。他（她）要保持警醒，以便能有效地获悉和适应精微要点。他需要通过瑜伽戒律的克己（tapas）和自我研习（svādhyāya）来形成一套展示、讲解以及示范的有序方法。这本书给出了多种改进教学的方法以及教师的行为规范指南：详细阐释了教师应该如何组织课堂、如何教学并关注自己的学生；同时也解释了如何让发音清晰、语言流畅、讲解顺达，以便能吸引学生的注意力；如何形成一种方向感，谨记教师的责任以及如何应对可能出现的状况。

该书描述了两类体式序列。第一类序列和教学流程有关，藉此学生可以有序地进行学习。第二类序列涵盖了预备级课程规定的整个课程大纲。

本书的出版，得益于以下人员的共同努力：Rajvi H. Mehta，陈思、李韵玲、田燕、王春明、付静、欧梅、游泽霞、王晨、陈丽明、王东旭、李晓燕，一并于此致谢。

目 录

第三章 序列

第四章 体式学习序列

第五章　体式习得序列一览

第六章　理论背景

第七章　哈他瑜伽之光

第八章　解剖学学习

第九章　问题——客观题和叙述题

第一章

教师指南

此教师基础培训教程是基于《艾扬格瑜伽入门教程》这本书编纂而成的。该书主要侧重于瑜伽八支的其中一支——体式。所以，本教程的重点也在体式。

瑜伽教师所必备的素质

- 不要只用头脑来教学，而要用心来教学。
- 教师必须学会如何培养学生坚韧不拔的精神，打造他们的意志力，以及教导他们如何抓住重点，如何分配精力。
- 培养良好的素质，如诚实、有德、乐于助人、慈悲、自尊。要坦率。
- 作为一名教师，内在保持悦性（sāttvic），外在展示激性（rājasic）。教师的激性能帮助学生克服内在的惰性（tāmasic）。
- 必须要培养出优秀的演示能力和口头指导能力。根据学生的需要来教学，同时头脑保持对当下的觉知。
- 学会如何安全地教授年长学员以及有患有常见疾病的学员。
- 作为教师，在指导或帮助学员时，不能产生惧怕情绪。表达要清晰准确。有疑惑时要敢于承担，但不要冒险。常回视检查，不要让学生所做超过他们头脑能理解的范围。
- 上课前，参考学习《瑜伽之光》里各个体式的技巧。这会帮你展示出自信和勇气。
- 要大胆且谨慎。在你和学生的能力范围内教他们做体式。避免强迫。
- 作为一名教师，必须阅读以下书籍以获得客观认识：
  - ◇《瑜伽之光》（绪论部分，认识瑜伽理论）
  - ◇《调息之光》（第一章和第二章的第一部分）
  - ◇《帕坦伽利瑜伽经之光》（第二章第26节—第三章第13节）
  - ◇《阿斯汤加瑜伽之光》
  - ◇《艾扬格女性瑜伽》
  - ◇《哈他瑜伽之光》（第一章）
  - ◇《艾扬格瑜伽入门教程》
  - ◇《瑜伽花环》（第一、二、三卷）

以上所有书籍必须人手一本，用以经常参考阅读。

- 阅读以下书籍以获得实用知识：
  - ◇《艾扬格瑜伽入门教程》

◇《瑜伽之光》

◇《调息之光》

◇《艾扬格女性瑜伽》

书中要点应该经常阅读，它们能激发你的好奇心，为你带来头脑的明晰。

- 时常检视自己的教学质量。坚持自我研习（svādhyāya）

  我的讲解正确吗？

  我有没有清楚正确地表达出想表达的内容？

  我到底希望他们学到什么或做到什么？

  教学时我的体式示范是否与指令词同步？

  为什么我的学生没有回应？

  学生有没有明白我所说的内容？

  我清楚他们的问题在哪吗？

- 表现出积极的态度，不要消极。不要把负面的想法传递给学生。
- 课后，你回家要思考：为什么学生做不到那些体式。你要反省他们的问题，反复思考，然后自己找办法解决。这样，你会看到随着教学质量的提高，学生也在进步。
- 表面上视学生为学生，但内心视他们为神的赐予。帮助他们的同时，你也在学习。他们使你领悟，而你应给予他们尊敬。
- 为了使学生能够形成正确的理解，进而培养其智性，你需要培养自己的智性。要想成为教师，首先做个学生。

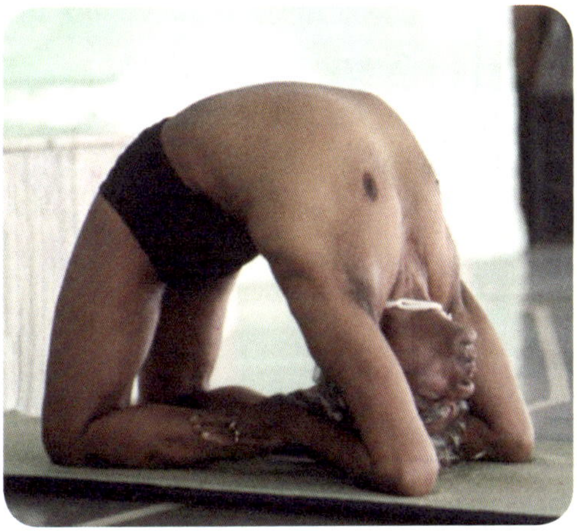

教师展示

- 穿着得体。衣服不应太宽松，以免学生无法看到你所演示的内容，也不宜太紧身，以免行动受限。着装不要太刺眼或花哨。
- 为了更好地交流，注意使用身体语言。比如，教学时，不要双臂背在身后交叉，或手插在口袋里。
- 你的行为应该既能使你获得尊重，又能让学生乐意学习。
- 使用得当的手势。两手相叠，扭动，或过于夸张的手势会分散人的注意力。保持胸腔上提。
- 站立勿懒散。
- 运用眼神接触与学生建立紧密连接，这也有助于维持课堂上学员的注意力。
- 你在课堂上的一举一动学生都看在眼里。如果你的表现是随意的，他们也会跟着表现随意。所以要明确你的目的，保持积极的态度。
- 以语言或行动对学生的需求及时给予回应。教课时必须全身心投入课堂。不要忽视或拒绝任何前来寻求帮助的人。
- 避免不必要的引用典籍词句或概念。
- 教学对象不仅是那些在前排的学生，也要关照到远在后排角落里的学生。
- 对体式的讲解不要长篇大论，因为这样会分散学生的注意力。学生在体式中时，不要讲无关的话。你的每一句话，每一个行动都要直接紧扣正在教授的体式。
- 有规律的习练有助于你表现出优秀瑜伽教师的素质。练习体式时，你应该非常清楚、确定你对体式的理解与演示。有时候，可以自己模仿学生犯的错误，然后学着如何去纠正自我。这会帮你把注意力放在学生身上，并且教起课来更加自信。
- 作为教师，如果自己都无法好好练习，那么也无法使其他人好好练习。

一些建议

所有教师应该懂得并实践以下教学模式：

- 介绍体式时，先说梵文名，再说英文名。
- 教师常常会记不住体式名称。他们应该学会体式名称并正确说出来，明白其含义。不时反复诵读所教全部体式的名称。侧重于正确的发音，记忆、将体式和名称对应起来。关于发音，可以参考网址http://www.bksiyengar.com的音频部分或 CD光盘“Iyengar Yoga For All”。
- 演示体式并与学生一起做体式，同时观察并指导。反复演示并教授体式。对于某些特定体式不在课上演示，观察学生有哪些要点缺失，再重新演示，但不要讲解新东西。确保学生已经理解并跟随指令。只有在已发出的指令被大多数学生吸收之后，才能讲解新要点。
- 在帮助学生、触碰，或纠正身体时，要谨慎小心，心意纯净。首先自己演示并向学生讲解。如果他们不明白，再次讲解并演示。只有在反复解释并演示后学生仍不理解时，才需要进行身体调整。
- 学会通过以下方式来引导，使学生明白要做哪些体式调整。
  - ◇仅在必要时触碰，仅触碰必要的身体部位。
  - ◇避免无缘无故触碰学生。
  - ◇告诉他们你是如何触碰的，以及这样做的原因。
  - ◇触碰要谨慎，其目的是去纠正。
  - ◇培养观察力，观察学生哪个部位缺乏运动，只触碰那个特定部位。
  - ◇让练习得很不错的学生做模特。但如果动作中有错误，演示出这些错误并用自己的身体展示如何进行调整，使他们理解自己所犯错误。
- 在教新体式前，让学生在身体和头脑上都作好准备。主要是头、颈、脊柱、手臂、腿等的状态。比如：在教头倒立（Śīrṣāsana）之前，先让学生做加强前屈伸展式（Uttānāsana）、下犬式（Adho Mukha Śvānāsana）、双角式（Prasārita Padottānāsana）可能有助于他们体会身体倒置的感觉。通过手臂上举式（Ūrdhva Hastāsana）、手指交扣式（Baddhāṅgulliyāsana）、牛面式（Gomukhāsana），产生对手臂、腋窝、肩膀、肋骨、胸腔、腿的觉知，这样学生的肩膀、颈、手臂能够做出适当的回应。

教学示范

- 示范要切中要点，避免过多讲解。
- 避免完全依赖语言，讲解的同时自己要示范。
- 要知道：直观示范比口头指令更有效。我们更强调示范的重要性。
- 如果你身体乱晃、松松垮垮、胸腔塌陷，那么学生以为他们也得身体乱晃、松松垮垮、胸腔塌陷。学生模仿老师就像孩子模仿母亲。所以在教学时要注意自身形象。
- 在示范时要求学生注意力放在你所强调或纠正的部位，而非看你的脸。
- 既然学生在看着你，你就得做得更好。这就是为什么你要清楚你在展示什么，你希望学生学到些什么。你要求学生做到什么，自己得先做到，这关乎师德。
- 你的示范应该清晰展示和传递出所要传达的内容，也就是说，你应该重点强调你希望他们做的要点或动作。这样可以帮助学生区分不同的动作。
- 把自己当成舞台上的演员。表达要洪亮，有感染力，这样才能让学生看得透彻。但不要过度。
- 对学生讲解的内容要亲自示范出来。
- 当你要求学生做一个动作或进行某项调整时，用你自己的身体夸张地示范出来。要让学生清楚地看到这个动作，比如上提，上举，扭转，握紧，收紧等。
- 学生会模仿你的示范（视觉效果比口头讲解印象更深）。如果你在示范时动作幅度很小，学生也就只去做一点点。所以，“大声”示范，学生做的动作幅度才会超过你的期望。微调的过程留到后面。你的表现要赋予学生突破其自身局限的勇气。
- 刚开始，示范体式两三遍，使学生对体式有清晰的印象。
- 在每一侧多次重复和示范某一个动作的指令，例如：在半月式（Ardha Chandrāsana）中手往前挪。

- 演示的位置要找准，使学生能观察到每一个体式。例如：示范战士式（Vīrabhadrāsana）和三角伸展式（Utthita Trikoṇāsana）时，所选择的位置就是不一样的。
- 你必须清楚你要示范什么。你必须知道选择哪一个位置合适，能让学生看到你希望他们看到的东西。如果你要解释的是身体背面，比如后背、腿后侧，这时就要背对学生。

举例：

◇演示山式（Samasthiti）时，你可能需要解释膝盖窝，这时需要转身，让膝盖窝面对学生。

◇在讲解肩胛骨的时候不要面对学生，因为他们看不到。必须得转过身来，让大家看到你的肩胛骨。

◇站立体式中，你必须面对学生做镜面演示，这样他们能看到你，你也能看到他们，如同在照镜。

◇示范扭转三角式（Parivṛtta Trikoṇāsana）时，你必须面对学生，一旦学生进入最终体式，立即转身回来，这样才能看到所有人。

- 当你示范时，自己会获得一种印记，你要能够把它转化为直接明了的语言。不要只是说“打开这里”，要说得更具体。

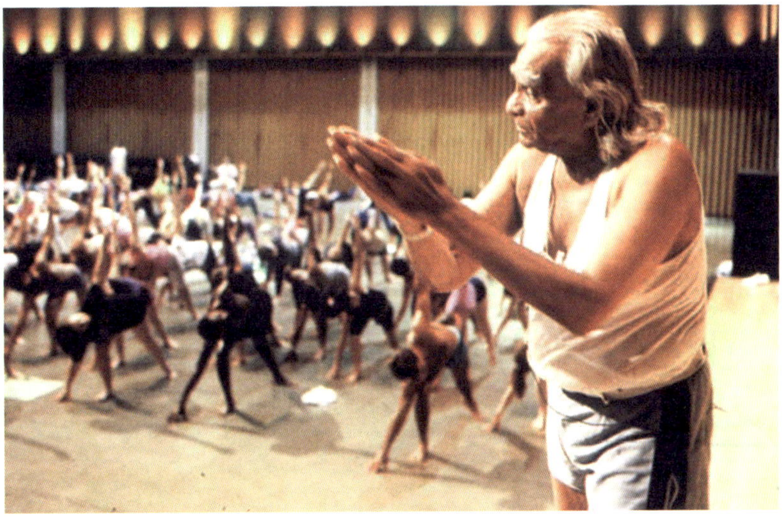

课堂组织

- 选择适当的位置站立，让所有学生都能清楚地看到你，同时你也能看到所有的学生。
- 演示时，如果你想让学生做某一侧，你就要做反侧。当你希望学生做右侧时，自己演示左侧（像镜子的影像），但按照右侧讲解。教师常常会在这一点弄混。教师要练习“镜面”指导，这样演示和指导才能够流畅。
- 如果你想让学生使用辅具，在发出指令前让他们先把辅具准备好。
- 如果你想让学生使用辅具，那么你演示的时候要使用同样的辅具。
- 把有类似问题的人编为一组。
- 站立体式中，把最高的学生放在最后排。
- 合理安排学生的位置，让学生和老师在视野上都能一览无余。学生排列有序能营造平衡感和控制感。当所有学生朝向一致时，一下子就可以察觉到明显的错误。
- 懂得如何根据学生的能力来把握课堂节奏，编排体式序列。
- 合理组织课堂。让课堂统筹协调，关照每个人的需要。所有的学生都能用到你希望他们使用的辅具。
- 不能漠视或忽略任何一个学生。
- 所有的学生都是一样的，不要偏向任何人。你可以处理某一学生的具体问题，但并不意味着其他学生可以被忽略。
- 当你让学生上前来观察、解释或演示时，他们受到了打扰。所以他们返回自己的位置以后，需要重新开始并恢复状态。根据接下来要做的体式的具体需求，给他们时间通过山式（Tāḍāsana）或手杖式（Daṇḍāsana）来恢复。

演示体式

- 所有的教师（除了有特殊身体问题或有先天疾病的瑜伽习练者）应习练《艾扬格瑜伽入门教程》里所列的体式。
- 学生没有耐心聆听冗长的解释。
- 向学生演示他们要做什么，等到他们自己做时再进行解释。
- 避免由于你冗长的讲解而使他们身体变凉，头脑变得怠惰。让他们保持活力而且头脑警觉。
- 调整自己的不足，确保自己对体式的讲解是正确的。
- 每次演示时只给出两三点。不要讲解详细技巧点。
- 学生能够看到并消化。
- 每个体式让学生做两遍，使他们能理解体式。
- 首先向学生演示体式，让他们了解体式的运动节律。然后跟学生一起做体式。此时，教师保持同样的节律，抓住学生面对的问题和所犯的错误。到这时才可以教学生自我纠正和调整。不要没头没脑地给出要点。不要只是讲一些你知道的要点。通过观察学生给出有针对性的指导。
- 教学的过程中，要能够同时与学生互动并做自我调整。倘若你要求学生做一项调整，比如双脚下压，但你自己并没有做出来，那么学生就无法理解。所以你要首先迅速调整自己的双脚，然后统一发出指令，指导学生调整他们的双脚。
- 发给学生的指令自己要先做出来。

口头指令

- 你的指令应该像箭一样射到相应身体部位。通过口头指令激活学生身体，同时激活自己的身体并演示给他们看。不要使用语义模糊的词汇，如“激活”。运用合适的词汇来解释准确的动作，如伸展、紧握、收紧、拉长、延展等。“激活”这个词是通过完成这些具体动作而体验到的，而不仅仅是通过语言。
- 不要只讲要达到什么体位，要做什么动作，而不讲怎么做。
- 纠正错误是首要的。不要没完没了地解释或讲解。
- 如果学生并没有做出改正，或者体式做得“错误”，不要继续发出指令。否则他们可能会长时间保持错误姿势。
- 别把自己变成一辆高速列车。指令不要讲得太快或要点太多。不要着急，要精准而清晰。
- 发出一个指令，然后停下来。
- 给学生留出时间倾听并吸收指令。
- 不要随意发出指令。
- 你的声调本身也在传达指令，传达出其重要性，对某个动作的特殊强调，并让大家知道这个动作是否没到位或者做错了。
- 要重复指令，稍微变换一下语言的组织以加深学生对此的理解。
- 确保在发出下一条指令前，大多数学生已经吸收了前一条指令。要询问学生是否明白指令或演示。

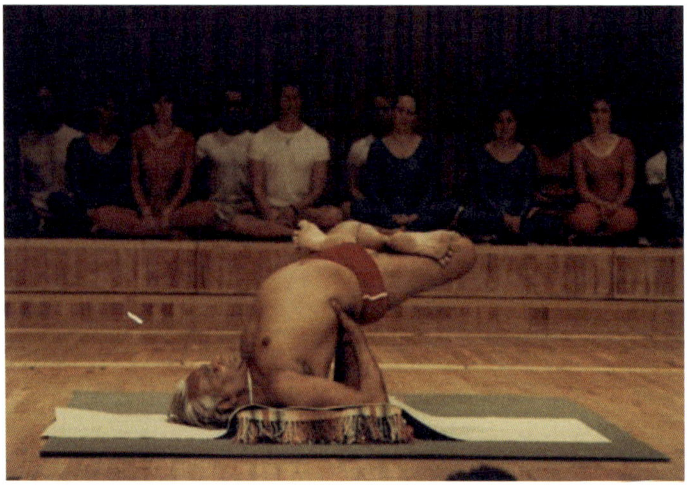

语音的重要性以及清晰语言的使用

作为教师，声音和语言很重要：

- 你的声音应该让所有学生都听得到。
- 措辞和声调的运用要有目的性。
- 声音的力量可以让人全神贯注，精神振奋，也能让人放松并平静，因此要相应调整你的声音。
- 调整声音来强调重点。
- 不要在体式快结束时无意识降低音量。即使在引导学生出体式时也要保持声音的警醒作用。
- 要训练并培养自己的声音。声音应该能让所有人听到并且清清楚楚。声音必须有命令作用，不能像是自言自语或者对三五个人讲话那样。在背对学生演示体式时，必须提高音量。
- 提高音量并非提高语速，讲话应缓慢而不柔弱。
- 话不要讲太多。
- 在教学时，你的声音、举止、肢体语言、讲解方式、语言表达都同样重要。教学用语不需要词藻丰富，要简洁，直接传达信息。教初学者时，讲解要浅显，也就是说要让学生能明白你在说什么。教师们自己都常常无法透过表面深入理解。我经常说："你们只不过是照搬我的话而已，自己并没有理解。不要只是简单重复我的语言。"
- 指令要简洁，尤其当学生的理解有限并且搞不清楚时。
- 使用简明扼要的句子。
- 只讲学生要做什么。指令是给予指导而并非描述。不要用多余的词汇，如"确保"、"我希望你……"、"你应该……"等。
- 使用的语言要既能反映本学科权威性知识，又展现出对学生的尊重。
- 适当时解释术语的意思（如腹股沟、肱骨）。
- 把你的理解传达给学生。在教学时首先必须自己体验，再把你的体验传达给学生。这是两种不同且各自独立的技巧。前者是指通过做体式并观察来理解体式。后者是指将你所体验到的感受和感觉传达出去。你必须懂得如何将体验和感受以直接指令的形式用语言表达出来。

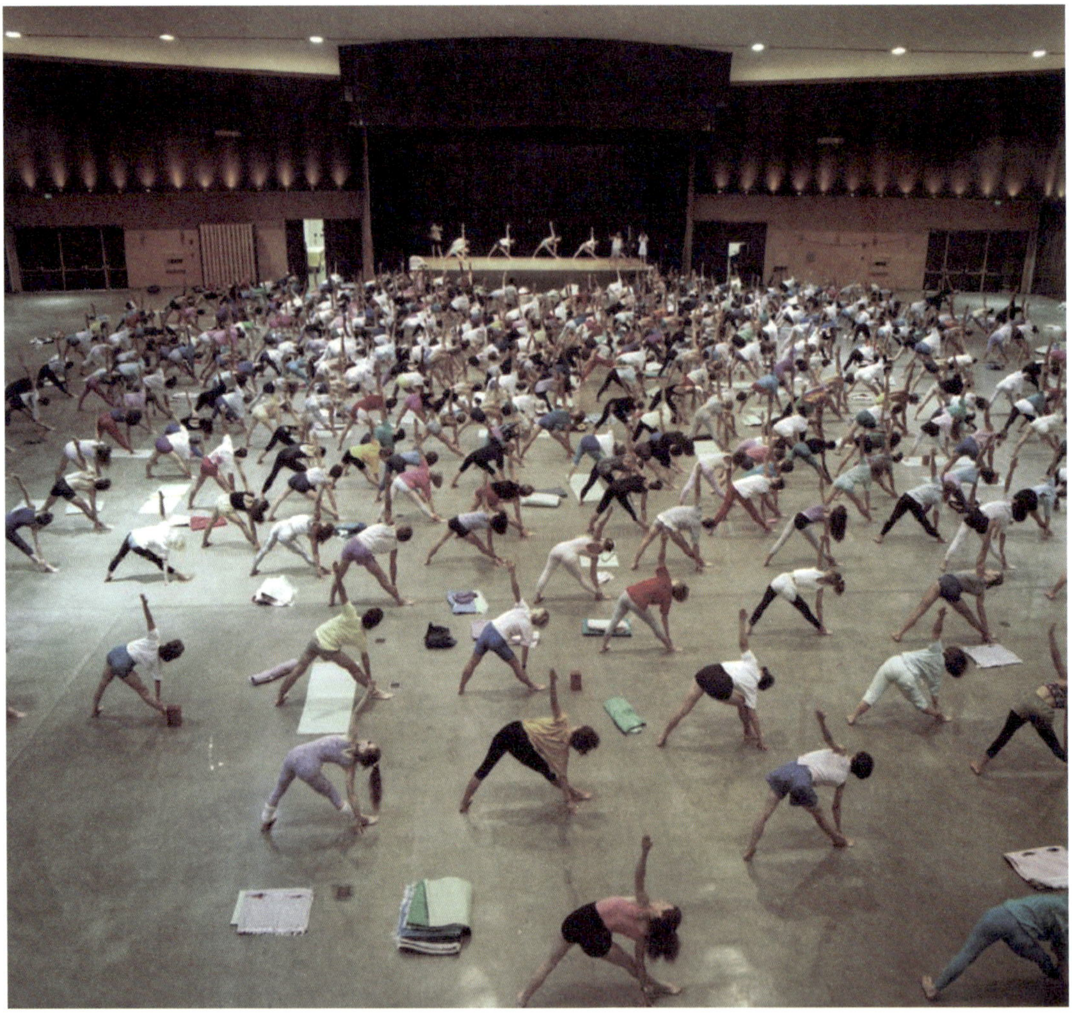

观察学生的呼吸

- 无论什么时候、在哪里，如果有需要，给予学生适当的吸气或呼气指导。
- 观察并且确保学生整节课都保持正常呼吸。如果他们呼吸不顺、气喘、或呼吸沉重，帮助他们出体式，回到正常状态。询问他们为什么呼吸不畅。有可能是因为你让他们在体式里呆得太久，也可能是他们屏息了或是姿势不对，还可能是在体式里身体坍塌了。
- 除非鼻塞，不要让学生用嘴呼吸。如果鼻孔堵了（比如感冒），可以用嘴呼吸。以下体式可以治疗鼻塞：加强前屈伸展式（Uttānāsana），下犬式（Adho Mukha Śvānāsana），犁式（Halāsana）。学生感冒或者咳嗽时应避免站立体式。让他们做倒立体式和前屈体式，这些体式也有助于从疲劳中恢复过来。针对这类问题，参看《艾扬格瑜伽入门教程》第14部分第65到71条。（在下面章节的“c”中有叙述）
- 在保持体式时，确保学生没有屏息。屏息会导致眼花、晕眩、迟钝。如果学生被要求在最终体式里保持得太久，他们会因为无力保持体式而屏息。做体式时应该保持正常呼吸。

精准的教学

- 要培养方向感——指令中描述方向要指明左右，或身体部位，或房间某个位置。学生在倒立时，指令要特别清楚。避免使用模糊词，如“上”。谈及任何方位时都要给出参照。
- 技巧以及相关口头解释要清楚。
- 自己先做好，再纠正学生。
- 指令要能给学生带来进步。
- 以下几点要讲解清楚：
  - ◇动作从哪开始
  - ◇精确的动作（下压，伸展，旋转，上提等）
  - ◇动作的方向
- 指令的接受对象是所有人。避免针对某一个学生给出纠正指令。避免将某个指令私下传授给某个学生或搞特殊化。正在发生什么以及你在说什么，要让每一个人都清清楚楚。
- 学生是通过体验来学习的，所以每个体式要做两遍。
- 一开始，反复练习比保持时间更重要。
- 要能直接看到学生，否则你的教学毫无意义。
- 必须学习观察，并在观察的基础上用准确的方法纠正学生。
- 在指导学生的时候不要看别的地方。
- 保持课堂的韵律和节奏。
- 首先教授体式的基本技巧，为学生打下坚实基础。系统地指导学生，并教他们在此基础上继续进步。
- 新学员喜欢做动作。他们乐于多动。先教他们动，再教他们稳定。
- 指令要从粗糙到精微。
- 对初学者，讲解他们能感知的东西。比如，脊柱和肝脏是无法感受到的身体部位。不要讲这些部位，否则他们会不知所措。就当他们完全不懂，从外在能感受到的身体部位开始讲解。脊柱和肝脏不可见，只有当他们培养出敏悟力才能感受到。看不见的部分只有运用敏悟力才能体会。

- 在讲解时，观察学生相应身体部位，不要看他们的脸。
- 作为教师，你可能对于体式技巧或方法已经形成固有的理解，但或许对于正在教授的这群学生来说并不适合。要根据学生的水平来教学。
- 在指导他人时，问问自己，你能理解自己的指令吗？如果自己头脑不清楚或产生了困惑，那么你是无法指导学生的。自己不能持相互矛盾的思想，否则指令就会模糊。
- 学会通过以下方式，把指令系统地连接起来：
  - ◇ 连接局部和整体
  - ◇ 连接一个体式和另一个体式
  - ◇ 连接头脑和身体
- 当你没看学生而学生又没听你时，问题就产生了。
- 你必须记住在课堂上所教体式的序列，这样教学才会连贯。不要让记忆出差错。即使在许多地方教课，你也要记住对每一组学生都教了些什么。
- 你的指令要能帮学生在体式中意识到自己手臂、腿以及身体的各个部位。之后，纠正各个部位的姿势。
- 可以将脊柱和身体其他部位分别比作神我（puruṣa）和原质（prakṛti）。神我绝对稳定静止。原质是运输工具。同样地，脊柱是神我，手臂、腿和躯干两侧是运输工具。先得让诸多身体部位运动起来，脊柱才能运动。
- 如果学生身体僵硬，不要强迫。让他们重复重要的体式，除非他们身体条件允许，否则不要让他们保持体式。
- 根据学生能力来安排教学。学生保持在体式中的时间要足够长才能起作用，但不要过长，否则他们会身体塌陷。对于新学生，保持时间不应长于10~20秒。一定要注意时间控制。不要让学生在任何体式里感到疲惫。
- 强调进入体式的技巧，从而将学生带入体式。出体式的过程也应顺畅而不繁复。
- 起始点必须正确，才能让学生正确进入到最终体式。所以一开始要多讲解。一旦他们进入到最终体式，成就感会阻碍他们近一步去思考体式。
- 重复体式，以加深理解。不要让他们在体式里呆得太久。再次提醒你在演示时给出的要点。他们的记忆很短暂，要做到哪里讲到哪里。比如说，如果你没说到腿，他们就忘了把腿的要点做出来。让他们的头脑保持在腿上，不要分散注意力。实际上，做体式时，你要通过这种方式使他们的注意力遍布整个身体。

- 当学生已经进入到体式最终阶段，看看他们做的情况是否令你满意。看看他们有没有达到你的期望。
- 选一个大家普遍存在的问题或常见错误动作并加以纠正。
- 只演示你所观察到的错误，然后演示如何纠正。
- 不可采取消极的教学方式。不能让学生感到某个动作他们无法完成。把自己摆到与学生同一水平上，这样他们才能学到你要教授或指导的内容。
- 如果你发出的指令学生无法理解，将它们精简。如果你讲的技术要点太多，他们可能无法做出回应。这时，试试只讲一个要点，但如果他们还是没有回应，让他们出体式，详细讲解那个要点。如果学生无法理解，表现出困惑的迹象，就把要点精简，自己演示出错误和纠正的方式。你必须学会分析。
- 对于教学大纲里的体式，所有教师应该依据规定的方式学会安全有效的教学技巧并加以运用。
- 对于任何体式，从一开始尝试到完成最终体式称为进化过程。相反，从体式最终阶段到初始阶段称为内化过程。进化过程呈现出学习的递升次序，而内化过程取决于学生理解力的成熟度和敏悟力。理解力提高了，且敏悟力养成，他们的习练才会有蜕变。内化过程是整合、成熟的过程，要理解并走上这一过程，需要很长时间的努力。
- 如果说进入体式需要全然专注，那么从体式还原到起点则需要更多专注，头脑必须更关注于当下，需要更多耐心和控制。尽管内化过程至关重要，但一开始不要过于强调它。待学生习练成熟时再为他们讲解内化过程。这一点适用于所有体式和调息的习练。
- 进化是努力抵达目标的过程；内化是整合并吸收所学的过程。内化过程需要更长的时间。当我们臻于进化过程之巅，习得的知识必须用于内化过程。高级教师在教授高级学生时，要确保内化过程自然而然地发生在体式或调息之中。
- 如果学生对体式产生抵触，不能纵容这种抵触情绪。鼓励学生做这个体式。抵触可能是由缺乏理解或误解造成的。
- 如果学生对某个体式表现出恐惧，可以让他们完成该体式的第一步，树立学生的勇气。尊重学生的情绪，并努力弄清恐惧的原因。让他们去看看那些敢于完成该体式的同学，这样做可以鼓励他们树立勇气。
- 观察是否所有的学生都完成了体式。你的眼睛要看见每个人，不要遗漏任何一个人。

- 作为教师，如果你无法同时看到所有的学生，那么一次给一条指令，并观察确保所有学生都执行了这条指令。例如，当你说到了手指应怎样怎样，就应该检查每个人的手指。这样做有助于培养出观察所有学生的能力。作为教师，你要知道每个体式的技术要点。要有规律地练习在有关课程里提到的所有体式，这点很重要。
- 你的家庭作业是记下和习练你想传达的要点，并思考下节课你要如何教授它们。这样做可帮助你对于要教的内容产生深刻的印象。你的教学就会建立在体验之上。假设你要在所教授的每个体式中纠正或强调膝盖的动作，那么你就要观察他们的膝盖。关于膝盖的处理方式已然在你的记忆储备中。可能你事先在纸上记下了许多要点，但在教课时，你的指令应直指所需。

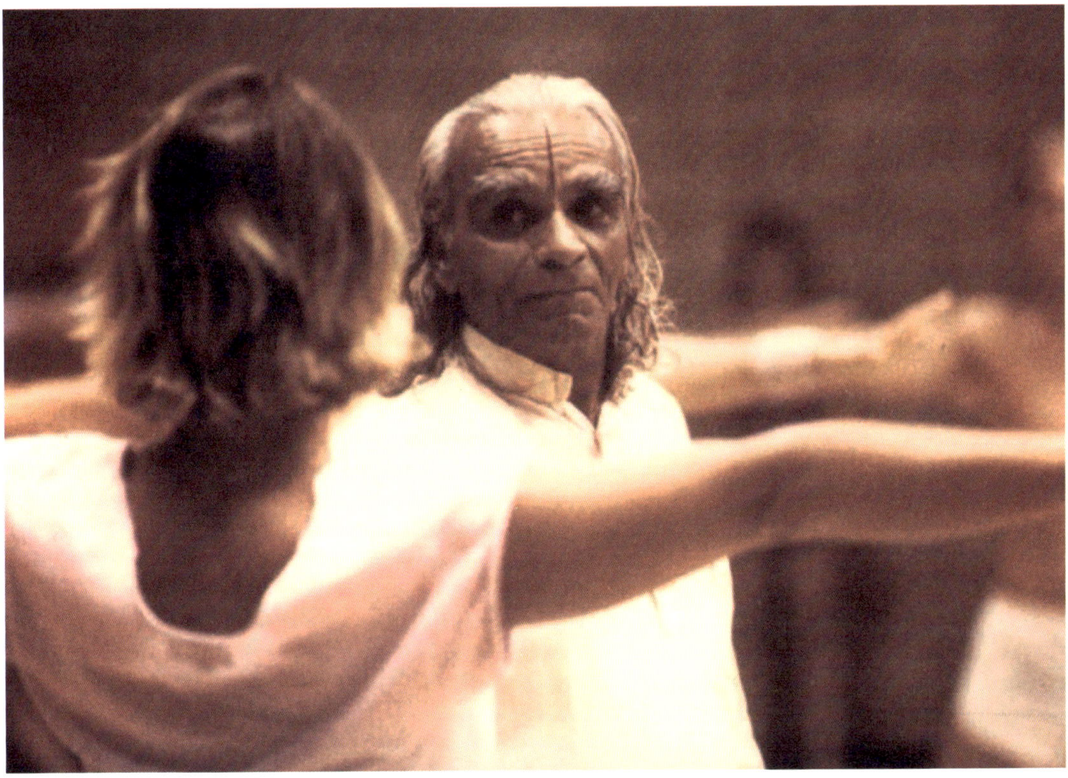

辅具

- 会使用辅具，且理解使用背后的基本原理。
- 遵循所教授的辅具的使用方法。需要墙壁或角落支撑的学员，可利用这些辅助设施。

1. 房子里常用的辅具：墙、通道/走廊、窗/窗台、墙角（阴角和阳角）、楼梯、门框、厨房、浴室台面。

2. 艾扬格大师发明的辅具：毛毯、砖、伸展带、瑜伽绳、重物、眼罩、长凳、箱子、椅子、抱枕。

- 使用辅具的主要原因：

  1.延长在体式里停留的时间。

  2.增强习练者的信心。

  3.对于精准正位获得更主观的认识。

  4.增加动作的幅度。

  5.帮助完成那些不借助辅具就无法完成的体式。

第二章
处理问题时的注意事项

对于在教学中普遍遇到的一些问题，以下给出了一些建议和提示。教师们要注意这些问题，关注学生的抱怨。

给教师的一些建议

要明白不是所有的学生都有同样的精力。一些学生保持体式很轻松，而另一些学生可能需要墙壁或其他辅助工具才能稳定，保持体式才没有压力。

如果看到学生脸部发红，手臂和腿部发抖，不要让他做站立体式，代之以修复性的体式。询问他们是否有疾病史。如果你不确定如何处理，咨询有经验的高级教师。

观察学生是否僵紧或懒惰、不活跃、不专心或者害怕。不要强迫身体僵紧的学生。不要取笑他们或指出他们身体僵紧。你要有技巧地去了解他们何处僵紧，并帮助他们进步。你要帮助学生激活僵紧区域，让僵紧区域能够开始活动。如果你坚持要僵紧的学生完成最终体式，他们可能会不愿意。你要友好、慈悲地去帮助那些在对抗的部位，你要知道如何释放该处的僵紧，让学生得以完成最终体式。培养能力去弄懂僵紧是怎么回事，并且知道如何对治它。问问自己学生为什么僵硬或紧张。培养观察能力。观察学生收紧的部位。学生的僵紧是因为屏息，还是收紧了肌肉，或者身体天生僵紧？或者是因为头脑使他们把自己抓得紧紧的？你必须能分清学生是真的僵紧或是恐惧导致了僵紧。

留意学生的脸和眼睛。如果眼睛发红，或者脸部肤色与胸部肤色不一样，就有问题。关注他们的弱点。脸和眼睛能显示出他们是否精力充沛，有没有疼痛、紧张、疲劳、虚弱或困倦。从这个意义上说，你必须学会读脸。要留意皮肤和眼睛。屏息会使脸变红。状态消极、缺乏理解以及身体问题也会使脸变红。在这些情况下，让他们做以下体式：加强背部伸展式（Paśchimōttānāsana），单腿头碰膝式（Jānu Śīrṣāsana），脸朝下英雄式（Adho Mukha Vīrāsana），（《艾扬格瑜伽入门教程》第8部分），半犁式（Ardha Halāsana）（《艾扬格瑜珈入门教程》第10部分）以及仰卧英雄式（Supta Vīrāsana），仰卧束角式（Supta Baddha Koṇāsana），支撑后仰支架式（Sālamba Pūrvottānāsana），支撑肩倒立（Sālamba Sarvāṅgāsana），桥式肩倒立（Setubandha Sarvāṅgāsana），倒箭式（Viparīta Karaṇi）和挺尸式（Śavāsana）（《艾扬格瑜伽入门教程》第14部分）。这些体式都要用辅具。

尊重并考虑到学生的年龄因素。留意他们的极限。使用简单辅具，像墙、砖和带子。常常监督并检查学生是否感到眩晕、发抖、喘不上气或疲劳。体式序列中间引入休息的体式来清凉大脑，就不会出现上述问题了。

让有低血压、肝脏问题和消化问题的学生做前屈、仰卧和倒立体式以及躺在抱枕上的挺尸式（Śavāsana）。课程开始的时候，让他们做一到两个站立体式，然后做强度不那么大的体式。当学生健康状况和耐力提高以后，逐渐增加一个站立体式。

如果有学生患高血压，询问他/她的健康状况及生活方式。很多学生是用步行来控制血压。教给他们的体式不要干扰这些日常活动。有些学生是用药物控制血压。这种情况下，不要让他们停药，否则会扰乱他们的心智。教给学生有助于降压的体式。让他们建立自信。避免教头倒立（Śīrṣāsana）。但其他倒立体式，如犁式（Halāsana），桥式肩倒立（Setubandha Sarvaṅgāsana）和倒箭式（Viparīta Karaṇi），倘若他们可以轻松完成的话。然后再教肩倒立（Sarvaṅgāsana）。如果他们独立完成站立体式有困难，让他们背对墙或面对墙来做。建议他们视线朝下，而不是像在经典体式里一样朝上看。年长者需要辅具。所以用辅具教他们。

虚弱的学生在每个站立体式之后需要做加强前屈伸展式（Uttānāsana）和下犬式（Adho Mukha Śvānāsana）。可以介绍加强前屈伸展式和下犬式（Adho Mukha Śvānāsana）的变体。在常规课里也能处理这一类型的学生。

要注意学生身体的和心理的弱处。观察他们哪方面虚弱，找出原因，了解导致虚弱加重的因素。他们可能有事要跟你倾诉。如果你富有同情心又仁爱的话，他们就会来倾诉。除非很有把握，避免全靠自已处理。寻求高级老师的建议。再去引导有需要的学生。

《艾扬格瑜伽入门教程》第14部分第65到71条里讲到了修复性体式，如果有规律地习练，会帮助他们克服这些困难。碰到难题时不要冒险。当学生带着问题来时，先给予宽慰，帮他们建立信心，再直接处理问题。不要漠视他们。经常咨询高级老师以获得建议和引导，这样会帮你建立信心和勇气。

如果同样的问题持续了好几周，你要思考并搞清楚这个问题产生的原因。如果你无法搞清楚原因，则必须咨询高级老师，根据高级老师建议的主题来教授学生。

倾听学生的问题。艾扬格大师可能会用某种特殊的方式帮助某人。你可能无法做到，但也不要逃避责任。努力不断靠近艾扬格大师的教授。

颤抖带来恐惧。如果脊柱肌肉松弛，让学生从背部打开胸腔，因为脊柱肌肉能保护胸腔并帮助打开胸腔。如果学生还是感到恐惧，可能是因为身体或神经有虚弱之处。这种情况下，可以引入《艾扬格瑜伽入门教程》第14部分里的修复性体式。

在紧急情况下不要惊慌失措。如果学生突然晕倒，原因不明，或者受伤，要保持沉着，冷静照顾学生，对出现的问题做出反应。可以让学生做挺尸式（Śavāsana），在挺尸式里加上六头战神式契合法（Ṣaṇmukhi mudrā），并使用缓解肌肉紧张的方法，来进行“急救”。

病人恢复正常后，询问以前是否发生过类似事件。然后你要根据他/她的需要，为他/她调整体式。

经常询问学生是否有心脏问题、高血压或癫痫。很多病人对此避而不谈。避免让这些病人上常规课，因为教师需要观察他们，给予特殊照顾。

不要允许发烧的人上常规课。他们需要彻底休息，所以建议他们做挺尸式（Śavāsana）。

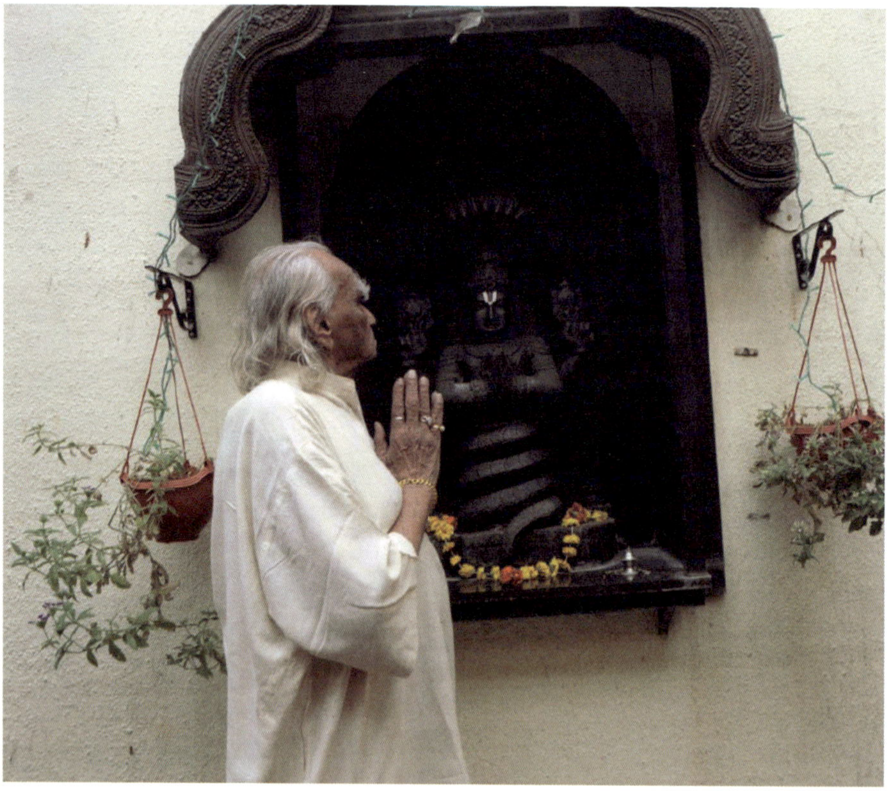

月经期

女性如果处于经期、孕期或产后，可以寻求教师的建议。如果知识不足及理解不够的话，教师应该咨询高级教师如何处理此类情况。

女性在经期可以做艾扬格瑜伽入门教程里提到的体式。重点放在前屈伸展、仰卧体式以及有支撑的桥式肩倒立（Setubandha Sarvāṅgāsana）。如果子宫没有囊肿、纤维瘤或肿大或后倾，没有失血过多，可以做以下体式，最后做前屈和仰卧体式。

- 山式（Samasthiti）
- 手臂上举式（Ūrdhva Hastāsana）
- 上举手指交扣式（Ūrdhva Baddhāṅguliyāsana）
- 祈祷式（Namaskārāsana）
- 上举祈祷式（Ūrdhva Namaskārāsana）
- 牛面式（Gomukhāsana）
- 反转祈祷式（Paśchima Namaskārāsana）
- 树式（Vṛkṣāsana）
- 幻椅式（Utkaṭāsana）（《艾扬格瑜伽入门教程》第1部分）
- 手杖式（Daṇḍāsana）
- 上举手臂手杖式（Ūrdhva Hasta Daṇḍāsana）
- 手抓大脚趾手杖式（Pādāṅguṣṭha Daṇḍāsana）
- 束角式（Baddha Koṇāsana）
- 坐角式（Upaviṣṭha Koṇāsana）
- 手抓脚趾坐角式（Pādāṅguṣṭha Upaviṣṭha Koṇāsana）
- 简易坐山式（Parvatāsana-in Svastikāsana）
- 英雄坐山式（Parvatāsana-in Vīrāsana）（《艾扬格瑜伽入门教程》第7部分）
- 加强背部伸展式（Paśchimōttānāsana)
- 头碰膝前屈伸展式（Jānu Śīrṣāsana）

- 半英雄面碰膝加强背部伸展式（Triaṅga Mukhaikapāda Paśchimōttānāsana）
- 圣哲玛里琪第一式（Marīchyāsana I）
- 坐角式（Upaviṣṭha Koṇāsana）（《艾扬格瑜伽入门教程》第8部分）
- 巴拉瓦伽第一式（Bharadvājāsana I）
- 巴拉瓦伽第二式（Bharadvājāsana II）
- 椅子上的巴拉瓦伽式（Bharadvājāsana on a chair）（《艾扬格瑜伽入门教程》第9部分）
- 仰卧手抓大脚趾第二式（Supta Pādāṅguṣṭhāsana II）（《艾扬格瑜伽入门教程》第11部分）
- 卧英雄式（Supta Vīrāsana）
- 仰卧束角式（Supta Baddha Koṇāsana）
- 支撑后仰支架式（Sālamba Pūrvottānāsana）
- 桥式肩倒立（Setubandha Sarvāṅgāsana）
- 挺尸式（Śavāsana）（《艾扬格瑜伽入门教程》第14部分）

（同时阅读*Yogadhārā*第270页“针对男性的修复性体式”这篇文章。）

腹泻

针对患有腹泻或痢疾的学员，可以教授以下的序列——仰卧英雄式（Supta Vīrāsana），仰卧束角式（Supta Baddha Koṇāsana）（《艾扬格瑜伽入门教程》第14部分），支撑头倒立（Sālamba Śīrṣāsana）（《艾扬格瑜伽入门教程》第10部分），椅子上的肩倒立（Sālamba Sarvāṅgāsana on a chair），桥式肩倒立（Setubandha Sarvāṅgāsana），倒箭式（Viparīta Karaṇi），挺尸式（Śavāsana）（《艾扬格瑜伽入门教程》第14部分）。这一序列并非一套完整的治疗，不过这些体式能够减轻患者的痛楚。应避免练习其它禁忌体式。

孕期体式

孕期女性，在孕期的最初四个月中，可以放心地习练艾扬格瑜伽入门教程中所教授的以下体式。如果孕期中出现异常状况，或者孕期已超过四个月，教授艾扬格瑜伽入门教程的老师可以建议该孕妇选修高级老师的课程。如果孕妇有以下情况：曾经流产、高血压、糖尿病、偶然性阴道分泌物排出、腹痛或腹部痉挛，或者任意其他类型的不适，授课老师如果缺乏处理上述情况的经验，那就应该求助于高级老师。之后应该把这样的学员推荐到高级老师的课堂中去，这些老师能够根据胎儿成长的需求及孕妇的需求教授特定的体式及调息法。

说明：拉玛玛尼艾扬格纪念瑜伽学院（RIMYI）的任课老师，被教授了如何根据女性不同的孕期阶段，清晰地协助孕期女性进行孕期教学。而入门一级和二级的认证老师还不具备教授孕期女性的资质。初中二级（持有证书达到两年及以上）的老师有资格教授孕期女性，他们的学习涉及到了如何关照女性孕期直到生产的各个阶段。

一、

1. 山式（Samasthiti）
2. 手臂上举式（Ūrdhva Hastāsana）
3. 上举手指交扣式（Ūrdhva Baddhāṅguliyāsana）

二、

10. 四肢伸展式（Utthita Hasta Pādāsana）
11. 四肢侧伸展式（Pārśva Hasta Pādāsana）
12. 三角伸展式（Utthita Trikoṇāsana）——a）上方手叉腰
13. 战士第二式（Vīrabhadrāsana II）

说明：所有这些体式都可以背靠墙来完成。身体虚弱；受孕时年龄较大，比如说已到中年；对于是否正位缺乏判断力——以上情况的习练者，最好选择靠墙来习练，把墙当作导师，这样腹部就不会有过度的压力，呼吸也不会因此而变得吃力或沉重。

三、

14. 侧角伸展式（Utthita Pārśvakoṇāsana）——a)上方手臂垂直向上
15. 战士第一式（Vīrabhadrāsana I）——d）最终体式

说明：c) 手保持在手臂上举式（Ūrdhva Hastāsana）中。

四、

18. 半月式（Ardha Chandrāsana）——b)屈手肘进入

说明：为了快速完成动作并保持平衡，可以从四肢侧伸展式（Pārśva Hasta Pādāsana）直接进入半月式（Ardha Chandrāsana），在右腿和右手上获得平衡。还可以背部靠墙、右手推砖来习练（参考《艾扬格女性瑜伽》，第177页，新德里，联合出版公司）。

19. 战士第三式（Vīrabhadrāsana III）

●●● 说明：1）如果因为身体沉重而不易获得平衡，那么可以手指尖触墙，上升腿放在约一米高的高凳上来练习这个体式。

六、

23. 加强侧伸展式（Pārśvõttānāsana）——a)背部凹陷，站立/背部凹陷

●●● 说明：如果双手不能触地，把两块瑜伽砖放在腿两侧，两手推砖练习。

24. 双角式（Prasārita Pādõttānāsana）——a)背部挺直凹陷（《艾扬格女性瑜伽》，第181页）

25. 加强前屈伸展式（Uttānāsana）

——c) 加强前屈伸展式——双腿分开，手臂向下

——i）背部挺直凹陷

——d)（Uttānāsana）——加强前屈伸展式

——i）背部挺直凹陷。

26. 手抓脚趾伸展式（Pādāṅguṣṭhāsana）——a)背部挺直凹陷。

27. 下犬式（Adho Mukha Śvānāsana）

●●● 说明：如果脚跟打滑，可以把脚跟抵墙来练习；如果手掌打滑，可以用大拇指和食指抵墙来练习这个体式。手掌保持稍微向外转的状态。

七、

28. 手杖式（Daṇḍāsana）

30. 手抓脚趾手杖式（Pādāṅguṣṭha Daṇḍāsana）

31. 束角式（Baddha Koṇāsana）

32. 坐角式（Upaviṣṭha Koṇāsana）

●●● 说明：动作31和32可以背靠墙来习练。

33. 手抓脚趾坐角式（Pādāṅguṣṭha Upaviṣṭha Koṇāsana）

34. 简易坐（Svastikāsana）

35. 简易坐山式（Parvatāsana-in Svastikāsana）

36. 英雄式（Vīrāsana）

●●● 说明：很多人因为腿部关节的原因，发现完成英雄式这一体式有困难。请参考《艾扬格瑜伽入门教程》第60页。

37. 英雄坐山式（Parvatāsana in Vīrāsana）

●●● 说明：如果十指交扣使胸腔变窄的话，则保持两手动作如手臂上举式（Ūrdhva Hastāsana）。

九、

46. 椅子上的巴拉瓦伽式（Bharadvājāsana on a chair）

十、

47. 有支撑头倒立-c支撑头倒立（Sālamba Śīrṣāsana）

●●● 说明：如果学生不能通过甩动双腿进入体式的话，让他们在墙边起单腿，然后老师从旁协助。

十一、

58. 仰卧手抓大脚趾式I & II （Supta Pādāṅguṣṭhāsana I & II-b) Supta Pādāṅguṣṭhāsana II – 仰卧手抓大脚趾II

●●● 说明：如果学生抓不到脚趾，则用一条伸展带套在脚上。

十四、

65. 仰卧体式（Supta sthiti）：仰卧英雄式（Supta Vīrāsana）（抱枕支撑）

66. 仰卧体式（Supta sthiti）：仰卧束角式（Supta Baddha Koṇāsana）
67. 后弯体式（Pūrva pratana sthiti）：支撑后仰支架式（Sālamba Pūrvottānāsana）
69. 倒立体式（Viparīta sthiti）：桥式肩倒立（Setubandha Sarvāṅgāsana）抱枕十字交叉
71. 仰卧体式（Supta sthiti）：挺尸式（Śavāsana）

不要坚持让学生在一堂课里连续完成所有的站立体式。

◇要判断学生的体能水平。

◇让学生去习练头倒立（如果她在孕前就已习练这个体式）。但如果她害怕这个练习或者极力抵触的话就不要坚持。

◇头倒立毫无危害，而且这个体式还能帮助孕妈妈保持自身健康。脊柱会更有力，荷尔蒙也能获得平衡，它能够促进血液循环，排除毒素。

◇女性一般会惧怕头倒立，这种恐惧会引起紧张，紧张则是有危害的。所以，先让她们把头放在凳子或椅子上习练加强前屈伸展式（Uttanāsana）和双角式（Prasārita Pādōttānāsana）。之后再让她们像在头倒立中一样把头顶落地来做这两个体式，让她们逐步适应。

◇如果你对帮助孕妇颇感紧张的话，不要冒险，向高级老师求助。

◇流产往往发生在孕期的头三个月，所以要极为谨慎。如果学员抱怨任何类型的不适，或者出现分泌物，作为一名教授艾扬格瑜伽入门教程的老师，你应该推荐这个学生去上高级老师的课。

◇遵循以下的方式让学生去习练体式，以保证胎儿一切正常。

1. 如果孕妇出现疲惫、劳累或虚弱状况的话，那么就只习练第十四部分，按需求使用抱枕支撑。顺序如下：

71. 仰卧体式–挺尸式
65. 卧英雄式–仰卧体式（抱枕支撑）
66. 仰卧束角式–仰卧体式
67. 支撑后仰支架式–向后伸展体式
69. 桥式肩倒立–倒立体式–a）抱枕十字交叉
71. 挺尸式–仰卧体式

2. 如果该孕妇已经从疲惫中恢复，在以上体式之前加上第七和第十一部分的体式（29–33）。

3．之后，为了进行站立体式的习练，可以从靠墙的半月式（Ardha Chandrāsana）习练开始。

生产之后的体式（产后）

产后的前两个月，要按照下边的方法谨慎关照产妇。两个月过后就可以让她去适应常规课程了。

参考书籍：《艾扬格女性瑜伽》第十章第二部分，特别提示，自然分娩。

- 产后第一个月：挺尸式（Śavāsana），乌伽依呼吸控制法一、二式（Ujjayi I&II）。

- 产后第二个月：

第一周：

1. 手臂上举式（Ūrdhva Hastāsana），2. 上举手指交扣式（Baddhāṅguliyāsana），3. 上举祈祷式（Ūrdhva Namaskārāsana），4. 树式（Vṛkṣāsana），5. 三角伸展式（Utthita Trikoṇāsana），6. 战士第二式（Vīrabhadrāsana II），7. 侧角伸展式（Utthita Parśvakoṇāsana），8. 椅子上的支撑肩倒立（Sālamba Sarvāṅgāsana on a chair），9. 半犁式（Ardha Halāsana），10. 桥式肩倒立（Setubandha Sarvāṅgāsana），11. 倒箭式（Viparīta Karaṇi），12. 挺尸式-调息法（Śavāsana-Prāṇāyāma）。

第二周：

1. 手臂上举式（Ūrdhva Hastāsana），2. 上举手指交扣式（Baddhāṅguliyāsana），3. 上举祈祷式（Ūrdhva Namaskārāsana），4. 树式（Vṛkṣāsana），5. 三角伸展式（Utthita Trikoṇāsana），6. 战士第二式（Vīrabhadrāsana II），7. 侧角伸展式（Utthita Parśvakoṇāsana），8. 加强前屈伸展式（Uttānāsana），9. 下犬式（Adho Mukha Śvānāsana），10. 双角式（Prasārita Pādōttānāsana），11. 椅子上的支撑肩倒立（Sālamba Sarvāṅgāsana on a chair），12. 半犁式（Ardha Halāsana），13. 桥

式肩倒立（Setubandha Sarvāṅgāsana），14. 倒箭式（Viparīta Karaṇi），15. 挺尸式（Śavāsana）–调息法（Prāṇāyāma）。

第三周：

1．上举手臂式（Ūrdhva Hastāsana），2. 上举手指交扣式（Baddhāṅguliyāsana），3. 上举祈祷式（Ūrdhva Namaskārāsana），4. 树式（Vṛkṣāsana），5. 三角伸展式（Utthita Trikoṇāsana），6. 战士第二式（Vīrabhadrāsana II），7. 侧角伸展式（Utthita Parśvakoṇāsana），8. 加强前屈伸展式（Uttānāsana），9. 下犬式（Adho Mukha Śvānāsana），10. 双角式（Prasārita Pādõttānāsana），11. 单腿头碰膝（手抓大脚趾）（Jānu Śīrṣāsana(pādāṅguṣṭha)），12. 半英雄前屈伸展坐式（手抓大脚趾）［Triaṅga Mukhaikapāda Paśchimõttānāsana(pādāṅguṣṭha)］，13. 背部前屈伸展坐式（手抓大脚趾）［Paśchimõttānāṣana(pādāṅguṣṭha)］，14. 背部前屈伸展坐式（Paśchimõttānāsana），15. 单腿头碰膝式（Jānu Śīrṣāsana），16. 半英雄前屈伸展坐式（Triaṅga Mukhaikapāda Paśchimõttānāsana），17. 巴拉瓦伽第一式和椅子上的巴拉瓦伽式（Bharadvājāsana 1 & on a chair），18. 椅子上的支撑肩倒立（Sālamba Sarvāṅgāsana on a chair），19. 半犁式（Ardha Halāsana），20. 桥式肩倒立（Setubandha Sarvāṅgāsana），21. 倒箭式（Viparīta Karaṇi），22. 挺尸式（Śavāsana）–调息法（Prāṇāyāma）。

第四周：

1．上举手臂式（Ūrdhva Hastāsana），2. 上举手指交扣式（Baddhāṅguliyāsana），3. 上举祈祷式（Ūrdhva Namaskārāsana），4. 树式（Vṛkṣāsana），5. 三角伸展式（Utthita Trikoṇāsana），6. 战士第二式（Vīrabhadrāsana II），7. 侧角伸展式（Utthita Parśvakoṇāsana），8. 加强前屈伸展式（Uttānāsana），9. 下犬式（Adho Mukha Śvānāsana），10. 双角式（Prasārita Pādõttānāsana），11. 单腿头碰膝（手抓大脚趾）（Jānu Śīrṣāsana(pādāṅguṣṭha)），12. 半英雄前屈伸展坐式（手抓大脚趾）（Triaṅga Mukhaikapāda Paśchimõttānāsana(pādāṅguṣṭha)），13. 背部前屈伸展坐式（手抓大脚趾）Paśchimõttānāsana (pādāṅguṣṭha), 14. 背部前屈伸展坐式（Paśchimõttānāsana），15. 单腿头碰膝式（Jānu Śīrṣāsana），16. 半英雄前屈伸展坐式（Triaṅga Mukhaikapāda Paśchimõttānāsana），17. 椅子上的巴拉瓦伽第一式（Bharadvājāsana 1 & on a chair），

18. 完全船式（Paripūrṇa Nāvāsana），19. 上伸腿式（Ūrdhva Prasārita Pādāsana），20. 椅子上的支撑肩倒立（Sālamba Sarvāṅgāsana on a chair），21. 半犁式（Ardha Halāsana），22. 桥式肩倒立（Setubandha Sarvāṅgāsana），23. 倒箭式（Viparīta Karaṇi），24. 挺尸式（Śavāsana）–调息法（Prāṇāyāma）。

产后第三个月：

产妇可以恢复正常习练。

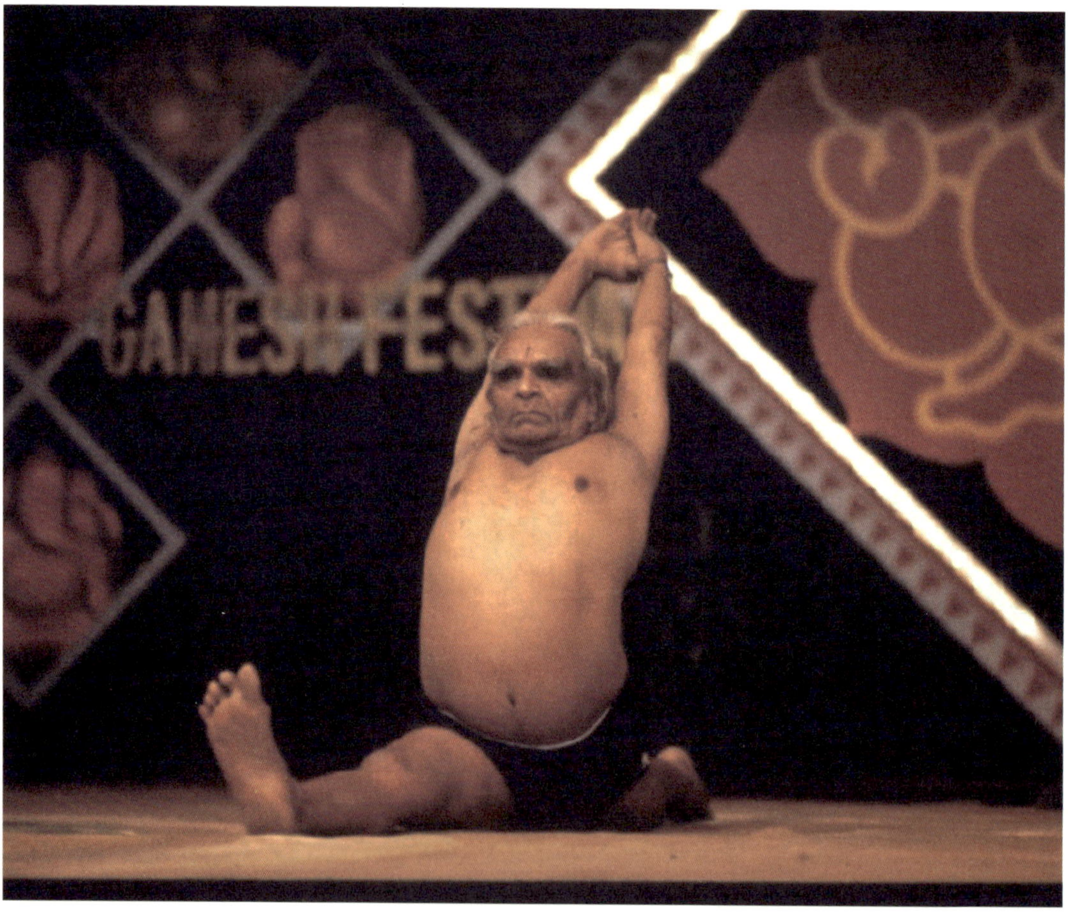

第三章
序列

禁制与劝制

老师和学生应当按时进入课堂。每堂课应当从帕坦伽利开篇祈祷文开始。不要马上给练习者强加瑜伽的纪律，练习者在任何方面都不应感到负担沉重。（参见《艾扬格女性瑜伽》第九章瑜珈练习方法与前提条件）

系统的体式序列

瑜伽哲学中有一套非常系统的方法，引导人们从世俗走向灵性生活。这是从身体走向灵魂的旅程，从身体物质层（annamaya kośa）走向喜乐层（ānandamaya kośa）的旅程。帕坦伽利有次第地、以格言或经文的形式将瑜伽哲学系统化，从世俗生活上升到灵性生活，瑜伽士的进步发展也有次第。

次第非常重要。习练者改变和转化的过程，不论是在物质层面、生理层面、道德层面、心理层面或是灵性层面，也都是有次第的。

八支瑜伽（aṣṭāṅga yoga）顾名思义有八个方面，它们是：1）禁制（yama）——普遍的道德戒律；2）劝制（niyama）——通过自律获得自我净化；3）体式（āsana）——姿势；4）调息（prāṇāyāma）——有节律的呼吸；5）制感（pratyāhāra）——感官的回收，并让心意从感官和外在的物质的主宰中解放出来；6）专注（dhāraṇā）——集中专注；7）冥想（dhyāna）——冥想；8）三摩地（samādhi）——通过深度冥想带来的超意识状态。

教学时，体式和呼吸控制法的顺序安排非常重要。在这里帕坦伽利提出的瑜伽修习先后顺序也没有被遗忘。只有掌握了体式之后，才能开始修习呼吸控制法。体式为身体、呼吸和心意指引了一个正确的方向。禁制和劝制为体式和呼吸法做好了准备，所以极为重要。

新手的练习要遵循禁制、劝制、体式、呼吸控制法的先后顺序，每一次第都要温和地推进，因为初学者还没有能力严格恪守纪律。

体式和呼吸控制法的课程纲要可以非常广博，初级入门课程只选择了其中一个部分。对于新手，禁制和劝制的要求要更加温和。

体式的分类

要制订正确的体式序列，必须首先考虑新手的理解能力，他们对身体和头脑仍然缺乏觉知。

为了让学生觉知自己的身体，动作的稳定度、能力、协调性、灵活性和坚定性都是非常重要的方面。练习者必须了解他们自己的肌肉、骨骼、器官和神经肌肉层面。教授新体式时，应当让学生关注身体的每一个部位、每一个区域以及各大系统。

你应当了解有关排序的基本准则。体式排序不要刺激神经系统。必须告诉学生倒立、后弯的准备练习和恰当的顺序。你必须知道的体式有：

◇产生热能或冷却的；

◇使兴奋或缓和的；

◇提升能量的；

◇使活跃或放松的；

◇简易的或是复杂的；

◇通常在课程开始和结束时被教授的。

为了理解这第一个级别，我们选择了以下常规序列：

我们以站立体式（uttiṣṭha sthiti）开始，然后是坐立体式（upaviṣṭha sthiti）、向前伸展的体式（paśchima pratana sthiti），接下来是扭转体式（parivṛtta sthiti）。一旦学习了这四类里的所选体式，就要尝试倒立（viparīta sthiti）以及向后伸展的体式（pūrva pratana sthiti），学完之后，选择有关腹部的体式（udaraākunchana sthiti）。仰卧体式（supta sthiti ）需从学习伊始就开始尝试，因为练习结束时都要做挺尸式（Śavāsana）。

站立体式

站立体式被称为uttiṣṭha sthiti。教师需在站立体式中向初学者介绍身体的外部层面，让他们在自己鲜活的身体上学习解剖知识，让他们的双臂和双腿、手指和脚趾、手腕和脚踝、手肘和膝盖、肩臼和髋臼成为彼此的亲密朋友。练习者的向内的旅程由此开始。

用站立体式破除惰性（tāmasic），即身体的迟缓和懒怠特性，让练习者变得更积极与活跃。练习者通过学习，开始熟悉之前一无所知的各种动作。站立体式纠正人的结构和姿势，培养平衡感、正确的重量分布。练习者开始获得必要的协调性，并学习把身体各个关节的动作连接起来。他们学习各种肌肉的动作，比如收缩、伸展、扩张、外展、旋转、内收和环形运动。

站立体式包含了脊柱所有的动作，比如水平拉长、垂直拉长、侧向拉长，以及斜向伸展、向前伸展、向后伸展、侧向旋转伸展（扭转）。因此站立体式是其他体式的根基。

无论年龄或性别，任何人都可以练习站立体式。对于残疾人、患有身体疾病或心理疾病的人，站立体式都是福音，因为他们要去尝试并完成未知的、以前从未做过的动作。他们可以运用智性，经由神经肌肉系统来活动身体。通过生物能量的流动，他们开始在身体的细胞层面中感觉到生命力，带来一种新的觉知。大脑由此变得警觉和积极。神经电流通过生命能量（prāṇa）的流动，把意志力带到身体各处，让身体做出意志增加的动作和力（精微动作）。初学者开始感觉到细胞系统、生命能量（prāṇic energy）、意志力的共在。

站立体式序列提示练习者了知身体每一个区域的运动。这些运动为她/他带来觉知，令其与生命能量（prāṇic energy）形成连接。手臂、双腿、躯干的前侧和后侧、颈部、头部都是创造物的具体相（viśeṣa parva）的一部分，生命能量通过它们分布到人们熟知的身体外在层面。这些运动能使练习者增强毅力和耐力。

在一开始，你必须遵循《艾扬格瑜伽入门教程》中提到的序列。如果序列被改变，学生就会感到困惑，因为他们会遗漏或遗忘体式。为了让学生对站立体式产生深刻印象，你必须为他们阐述体式之间的共性与差异。

对于在体式中的如何用力，要逐步、渐进地教授，好让学生得到进步和改善。例如，在三角伸展式（Utthita Trikoṇāsana）中垂直伸展手臂，在战士第二式（Vīrabhadrāsana Ⅱ）中要弯曲前侧膝盖，而在侧角伸展式（Utthita Pārśvakoṇāsana）中要先把这两个力结合起来， 然后才能伸展手臂过头。再比如，在完成应体会手臂上举式（Ūrdhva Hastāsana）和侧角伸展式（Utthita Pārśvakoṇāsana）两个体式时，躯干两侧的敏感度不同 ，你也应当令学生能够比较出来。

先教授简单的体式，然后教授复杂体式。简单的体式是稳固的根基，这个根基能给予学生基本的智性。基本智性处于隐藏状态，被称作"基础智性"（base intelligence）。比如，在山式中，脚底、脚跟、足弓、脚趾、脚的内侧和外侧、脚前侧、跖骨、跗骨、脚踝、膝盖和双腿的智性，要带入不同类别的体式中，比如手杖式（Daṇḍāsana），加强背部伸展式（Paśchimōttānāsana），支撑头倒立（Sālamba Śirśāsana），骆驼式（Uṣṭrāsana），上伸腿式（Ūrdhva Prasārita Pādāsana），Śavāsana（挺尸式），而这些体式又都分属于不同的类别。

坐立体式

坐立体式被称为upaviṣṭha sthiti。坐立体式应被安排在站立体式之后教授给学生，好让他们的双腿得到休息。

通常，由于学生的骶骨、骶髂区域和臀肌受限，他们坐在地上时，无法保持脊柱的挺直向上。站立体式力图拉伸这些身体区域。像下犬式（Adho Mukha Śvānāsana），加强前屈伸展式（Uttānāsana），加强侧伸展式（Pārśvōttānāsana），双角式（Prasārita Pādōttānāsana），手抓脚趾伸展式（Pādāṅguṣṭhāsana）等站立前伸展体式（uttiṣṭha paśchima pratana），不但能令脊柱肌由凹陷并向前伸展，也能让脊柱肌肉向头部方向伸展。而这些让臀部肌群得到拉伸，从而让人坐得端正，同时脊柱也保持了挺拔和警觉。

坐立体式让双膝、腹股沟、脚踝和双脚能更自由地运动。手臂向上伸展，让躯干得到了垂直拉长，也让脊柱肌肉得到了加强。

相比躯干的横向伸展，人们更容易快速理解、感知和做出躯干的垂直伸展。脊柱肌肉群的纵向伸展能比横向伸展完成得更快。实际上，人的智性发展也是如此。人的智性纵向成长快于横向成长。他/她在一个方向中显示出进步，就是纵向上的成长。他的/她的智性可能随个人的成就而获得发展，但处理周围环境的关系上的智性却可能得不到改善。

智性的纵向发展，指向一点或是单一方向，发展目标集中于一点。而智性的横向 发展，指向所有的点或所有的方向，发展目标在每个点，无一疏漏。

如果将山式（Samasthiti），上举手指交扣式（Ūrdhva Baddhāṅguliyāsana），向上祈祷式（Ūrdhva Namaskārāsana），树式（Vṛkṣāsana），幻椅式（Utkaṭāsana）与手臂上举手杖式（Ūrdhva Hasta Daṇḍāsana），简易坐山式（Parvatāsana in Svastikāsana），英雄坐山式（Parvatāsana in Vīrāsana）进行比较，我们就会认识到，它们如何让智性具有穿透性，并专注于内。下述体式中脊柱的凹陷动作，可帮助习练者获得有力量、柔软、稳定的脊柱和臀肌：加强侧伸展式（Pārśvõttānāsana），a）形成凹陷的背部——站立/凹陷；双角式（Prasārita Pādõttānāsana），a）形成凹陷的背部；加强前屈伸展式（Uttānāsana），c）加强前屈伸展式双腿分开，两手在下方，d）加强前屈伸展式双脚并拢；手抓脚趾伸展式（Pādāṅguṣṭhāsana），a）背部凹陷；以及手抓脚趾手杖式（Pādāṅguṣṭha Daṇḍāsana）；手抓大脚趾坐角式（Pādāṅguṣṭha Upaviṣṭha Koṇāsana）或者头碰膝背部前屈伸展式（Jānu Śīrṣāsana）中的 c），脸朝上单腿头碰膝式（Ūrdhva Mukha Jānu Śīrṣāsana）——背部凹陷；半英雄面碰膝加强背部伸展式［Tiryaṅ Mukhaikapāda Paścimottānāsana（原作Triaṅga Mukhaikapāda Paśchimõttānāsana）］，c）脸朝上半英雄面碰膝加强背部伸展式［Ūrdhva Mukha Tiryaṅ Mukhaikapāda Paścimottānāsana（原作Ūrdhva Mukha Triaṅga Mukhaikapāda Paśchimõttānāsana）］——背部凹陷；圣哲玛里琪式（Marīchyāsana），c）脸朝上圣哲玛里琪式（Ūrdhva Mukha Marīchyāsana）。这些动作令骶骨和尾骨区域带来了活动的空间。向前伸展（paśchima pratana）动作的起点在臀肌区域，前屈伸展时的疼痛是由于臀肌缺乏活动所致。上面提及的体式拉伸了臀肌并允许身体向前延伸。在站立体式中，臀肌的运动也得到了加强，这将有助于身体向前的伸展。

前伸展体式

坐姿向前伸展的体式被称作paśchima pratana sthiti。向前伸展的体式和站立体式相似，初学者能够看得到、感知得到。他们可以看见身体，辨识其运动。在所有向前的伸展中，心脏都面向地面，这有助于令身体放松，有助于习练者从疲劳中恢复。

因此，当练习者在站立体式之后，尝试向前伸展的体式，他们更易从疲劳中恢复：神经得到安抚，变得平静。如果站立体式刺激了大脑，向前伸展的体式就使之平静。前者引向活跃而后者趋于被动。由能量保持了平衡。前者改善肌肉骨骼结构，而后者加强并安抚神经肌肉系统。前者在身体中制造热能，后者能冷却精神系统。前者增强持久力和身体力量，后者构建忍耐力和精神力量。前者发展意志力，而后者控制过强的意志力。因此，人们可以很容易理解：通过站立体式，身体和头脑的懈怠被连根拔除；而通过向前的伸展，骚动的头脑获得了平静。

扭转体式

在获得凹陷的背部和脊柱的向前伸展之后，我们继续讲述关于脊柱的侧向伸展或扭转运动的内容。这些体式被称为扭转体式（parivṛtta sthiti）。扭转体式的基础动作在站立扭转体式（uttiṣṭha parivṛtta sthiti）中已经学习过。实际上脊柱的旋转伸展，能逐渐地将脊柱从向前和向后的伸展带入中立的姿势。站立体式和坐立体式，诸如反转祈祷式（Paśchima Namaskārāsana），背后互抱手肘式（Paśchima Baddha hastāsana），牛面式（Gomukhāsana），手腕相叠式（Baddha Maṇibandhāsana），这些体式中的基础手臂动作，将在侧向伸展体式中进一步强化。

倒立体式

倒立体式被称为viparīta sthiti。学习倒立体式，先后顺序需经充分考量，以免产生负面影响或伤害。

如果有砖和抱枕，你可以教授桥式肩倒立（Setubandha Sarvāṅgāsana）和倒箭式（Viparīta Karaṇi）。如果缺少辅具，你需从犁式（Halāsana）开始。首先教授半犁式（Ardha Halāsana），因为犁式（Halāsana）并不是每个人都能很轻易就完成的。

在这种情况下，倒立体式的学习顺序如下：

1. 桥式肩倒立（Setubandha Sarvāṅgāsana）
2. 倒箭式（Viparīta Karaṇi）
3. 半犁式（Ardha Halāsana）：a）从地面摆动
4. 犁式（Halāsana）
5. 支撑肩倒立（Sālamba Sarvāṅgāsana）
6. 支撑头倒立（Sālamba Śirṣāsana）

但是，一旦学生开始学习支撑头倒立（Sālamba Śirṣāsana），支撑头倒立就应该被放在桥式肩倒立（Setubandha Sarvāṅgāsana）之前做。因此，顺序就会调整为：

1. 支撑头倒立（Sālamba Śirṣāsana）
2. 半犁式（Ardha Halāsana）：a）从地面摆动
3. 犁式（Halāsana）
4. 支撑肩倒立（Sālamba Sarvāṅgāsana）
5. 桥式肩倒立（Setubandha Sarvāṅgāsana）
6. 倒箭式（Viparīta Karaṇi）

然后是：

1. 支撑头倒立（Sālamba Śirṣāsana）
2. 支撑肩倒立（Sālamba Sarvāṅgāsana）
3. 犁式（Halāsana）
4. 桥式肩倒立（Setubandha Sarvāṅgāsana）
5. 倒箭式（Viparīta Karaṇi）

支撑头倒立（Sālamba Śirṣāsana）和支撑肩倒立（Sālamba Sarvāṅgāsana）的变体和主要体式要一起完成。

这些体式可以一个接一个地一气呵成。也可以在支撑头倒立（Sālamba Śirṣāsana）和支撑肩倒立（Sālamba Sarvāṅgāsana）之间，加入周序列中列出的其他体式。这些体式可以来自站立体式（uttiṣṭha sthiti），坐立体式（upaviṣṭha sthiti），向前伸展体式（paśchima pratana sthiti），向后伸展体式（pūrva pratana sthiti），侧伸展体式（parivṛtta sthiti）或腹部收缩的体式（udarākunchana sthiti）中的任何一类。

支撑肩倒立（Sālamba Sarvāṅgāsana）、支撑肩倒立（Sālamba Sarvāṅgāsana）变体和犁式（Halāsana），安抚系统，冷却身体，平定神经并减少头脑活动。很显然，人们不能在这些体式之后，马上做那些活跃、刺激身心的体式，它们会刺激神经系统，煽动头脑，破坏内在的平和。在支撑肩倒立（Sālamba Sarvāṅgāsana）之后，如果要继续练习，可以选择那些保持头脑安静的体式，诸如向前的伸展、侧向伸展或脊柱在仰卧中的伸展。

支撑头倒立（Sālamba Śirṣāsana）之后的过程则正好相反。在支撑头倒立（Sālamba Śirṣāsana）之后，可以选择具有激发性的体式，比如站立的或后弯伸展的体式，而做平复体式则完全没有禁忌。

以上内容带给我们如下结论：

1. 支撑肩倒立（Sālamba Sarvāṅgāsana）必须总是在支撑头倒立（Sālamba Śirṣāsana）之后。

2. 不应当以支撑头倒立（Sālamba Śirṣāsana）结束练习。

3. 可以在支撑头倒立（Sālamba Śirṣāsana）和支撑肩倒立（Sālamba Sarvāṅgāsana）之间纳入其他体式。

4. 可以在支撑头倒立（Sālamba Śirṣāsana）之后做激发性体式，但在支撑肩倒立（Sālamba Sarvāṅgāsana）之后则不可以。

5. 可以在支撑肩倒立（Sālamba Sarvāṅgāsana）之后继续做平复和冷却体式。

6. 可以支撑肩倒立（Sālamba Sarvāṅgāsana）及其变体结束练习。

7. 支撑头倒立（Sālamba Śirṣāsana）和支撑肩倒立（Sālamba Sarvāṅgāsana）可以和它们各自的变体一起相继完成。

8. 在支撑肩倒立（Sālamba Sarvāṅgāsana）之后，不应再尝试后弯伸展或拜日式。

在尝试倒立时，身体姿势倒置的恐惧会令头脑紧张，身体的灵活性也受到了抑制。在这样的情况下，加强侧伸展式（Pārśvōttānāsana），双角式（Prasārita Pādōttānāsana），加强前屈伸展式（Uttānāsana），手抓脚趾伸展式（Pādāṅguṣṭhāsana），下犬式（Adho Mukha Śvānāsana）会有助于脉搏和血压保持正常。支撑后仰支架式（Sālamba Pūrvottānāsana）和桥式肩倒立（Setubandha Sarvāṅgāsana）能打开和创造胸腔的空间，帮助克服倒立中的恐惧情结 。头脑向外界空间打开，恐惧就会逐渐减少。

要在犁式（Halāsana）中学习在双肩上平衡并忍受身体的重量或负荷。犁式释放了颈部和肩膀的压力，指出了一条通过单腿肩倒立（Eka pāda Sarvāṅgāsana）迈向支撑肩倒立（Sālamba Sarvāṅgāsana）的道路。

到了这一阶段，应该引导习练者开始感觉和体会倒立，也是继续进入支撑头倒立（Sālamba Śirṣāsana）的时候了。

教师不应省略学习支撑头倒立（Sālamba Śirṣāsana）的任何一个步骤，因为这些步骤会让师生双方都得到保护。不过，当你认为学生已经足够成熟，可以学习支撑头倒立（Sālamba Śirṣāsana）了，那就应当在教肩倒立及其序列之前先教头倒立。

在尝试支撑头倒立（Sālamba Śirṣāsana）之前，学生应当对他们的姿势是否正确保持警觉，尤其是涉及到他们的肩膀、肩骨的外侧边缘、肩胛骨、双臂、腋窝、脖颈、颈部的长度、头顶、胸腔的位置、胸椎的凹陷运动以及身体的垂直伸展。应当在山式（Samasthiti），手臂上举式（Ūrdhva Hastāsana），上举手指交扣式（Ūrdhva Baddhāṅguliyāsana），牛面式（Gomukhāsana)，反转祈祷式（Paśchima Namaskārāsana）等体式中教授所有这些区域的正确位置和伸展方式。

站立体式改善身体的结构和姿势的位置，对正确位置的记忆会带入倒立体式当中。

坐立和向前的伸展可在倒立体式之前引入。它们能预防焦虑，保持头脑的平和并且修复身体的能量流失。要先身体和头脑都变得稳定，再来完成倒立体式。你需要从头脑状态的角度，去注意体式的顺序。焦虑、不坚定、恐惧和怀疑的头脑会使人的身心受害。而正确的体式序列能使修习者避免陷入这种境况。这就是序列的美妙之处。

由于学生害怕脖颈疼痛，通常他们会避开支撑头倒立（Sālamba Śirṣāsana）。在支撑头倒立（Sālamba Śirṣāsana）当中，只要身体任何部位出现错误的姿势，的确会造成脖颈疼痛、头疼、头部沉重等问题。血突然上涌，脸就可能变红；心怀恐惧，脸又可能变白；由于紧张，喉咙还会变干。

如果让学生学会有恰当次第的力和动作，掌握支撑头倒立（Sālamba Śirṣāsana）正确体式结构的同时，之前和之后安排好恰当的过渡体式，这些问题就可以很容易避免，并且能树立起学生的信心，学生们也会乐在其中。

体式和呼吸控制法的正确顺序和有次第的动作、有次第的技巧运用一样，能为学生提供保护，建立起他们的勇气信心。

腹部收缩体式

腹部收缩的体式被称为udara ākunchana sthiti。为了完成这个类型的体式，学生需要有强壮的腹部和脊柱肌肉，尤其腰椎区域需肌肉强韧。站立、坐立和前屈伸展可以强化脊柱和腹部的肌肉。而上犬式（Ūrdhva Mukha Śvānāsana）的简单后弯可以平衡腹部收缩带来的压力。在继续进入腹部体式之前，要先学会倒立，这很重要。为了避免压力并消解错误的姿势带来的负面影响，学生需要掌握倒立体式。学生应该至少能够做支撑肩倒立（Sālamba Sarvāṅgāsana）和犁式（Halāsana）。

拜日式

拜日式（Sūrya Namaskāra）是体式的连接，虽然在初学阶段各个体式是分开学习的。对于初学者，最好在站立体式之后再做拜日式，因为练习完站立体式，身体会变得柔软和灵活。而习惯练习之后，则可以直接从拜日式开始。

通常坐立和向前的伸展体式，练习上要求特别专注，甚至要求更多特别尝试。尽管持久习练这些体式，会带来安静与平和，但它们也可能会让初学者昏沉。这必须要避免。而拜日式有助于带来敏锐和迅捷。

后弯体式

现在，让我们来看看向后伸展的体式。它们被称为pūrva pratana sthiti。向后伸展的体式有趣迷人，但教师必须谨慎，懂得如何将学生或正确引入这一体系。向后伸展的体式应当从像上犬式（Ūrdhva Mukha Śvānāsana）这样的简单体式开始，温和地引入。

在教授向后伸展的体式（pūrva pratana）时，需要先教前屈伸展（Paśchima pratana）。那些位于躯干后侧的脊柱肌肉，体积与活动度都比较大。相比之下，脊柱前侧肌肉群活动度会小一些。后侧肌肉比较活跃，可以快速参与任何向前或向后的运动。前侧肌肉直接而紧密地与脊柱相连，对向后伸展动作的参与方式更为精微。换句话说，后侧肌肉的工作在粗钝层面，而前侧肌肉在精微层面。在复杂、强度大、难度高的向后伸展中，脊柱前侧和脊柱前侧肌肉群必须共同参与，才能获得必需的动作效果。

因此，在引导学生尝试向后伸展体式之前，要先教授站立体式、向前的伸展体式以及侧向伸展的体式。

上犬式为向后伸展奠定了基础。在这个体式中，实现了胸腔扩展。大约六个月之后，你可教授学生初级的向后伸展体式，诸如弓式（Dhanurāsana）、蝗虫式（Śalabhāsana）、以及骆驼式（Uṣṭrāsana）。

站立向前伸展的体式，能使下方脊柱（即腰椎、骶骨和尾骨区域）的动作更为自由。臀肌区域不再缩紧和收缩，就不会产生任何限制。在高级的向后伸展体式中，胸腔、腰椎与骶骨能自由活动是最基本、最重要的条件。

在向后伸展的体式中，肾上腺得到了激活。在向前伸展的体式中，肾上腺得到安抚。肾上腺的平衡对于心理平衡极为重要。倒立体式刺激脑垂体和甲状腺，可以保持荷尔蒙分泌的平衡。

现在，在初级课程的完整序列进程中，你可能注意到：身体、心理和智性逐渐被唤醒、被温和地触发、被平稳地移动和扩展。体式不是凭着心血来潮或者根据个人想象来选择的。在排序时，应使身体智性慢慢得到发展，人们由此可以更好地理解身体。身体的消除混乱；头脑的能力被逐渐展开；身体成为一个宇宙，头脑畅游其中；智性扩展，遍及每一个角落，空间感增强了；身心的健康得到缓慢但积极的建立。比起身体，头脑能力的展开更需要温和而细致的方式。头脑中懈怠的元素需要被祛除。头脑需要得到刺激，但同时又不应被过分刺激。不能允许头脑过度活跃。习练者应当既能刺激头脑，同时又能让它安定。一张一弛，都应在你的掌控之中。序列能教给习练者如何进行调整和管理。序列能培养瑜伽心。让身心趋向成熟，通过适当的进化并走向回归。

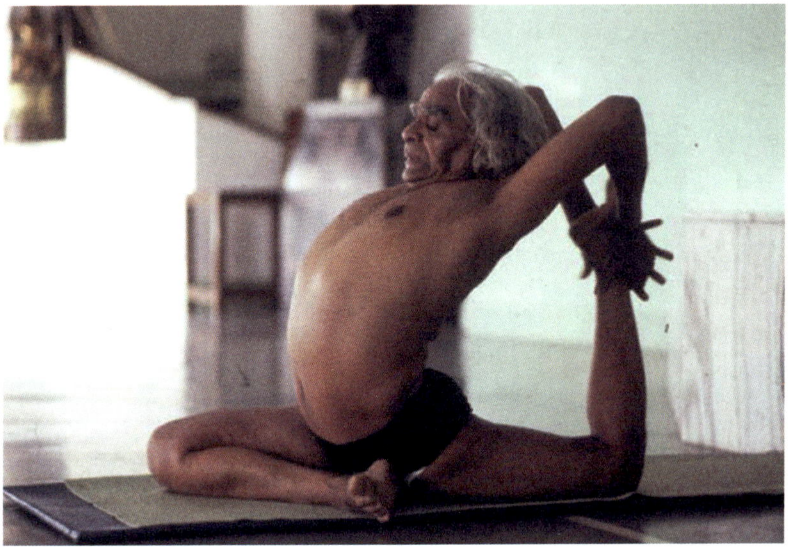

第四章

体式学习序列

这一章主要讲述体式学习的具体序列安排。我们的课程设计的延续时间是7个月，不过也可以延长到1年。如果学生没有进步，老师需要重复周序列，直到学生学会为止。学生能否进步取决于他们的练习是否到位。所以，老师要让学生意识到：不练习，就无法进步。老师还应当给学生时间来巩固所学。

（说明：+表示某一周要教该体式，-表示某一周不教该体式。“PC+数字”表示该体式在《艾扬格瑜伽入门教程》中的体式序号）

教学的原则是“观察并推进”，而不是“催促并前冲”。

第一个月

站立体式（Uttiṣṭha Sthiti）		第1周	第2周
1. 山式（Samasthiti）	PC1	+	+
2. 手臂上举式（Ūrdhva Hastāsana）	PC2	+	+
3. 上举手指交扣式（Ūrdhva Baddhāṅguliyāsana）	PC3	+	+
4. 祈祷式（Namaskārāsana）	PC4	+	+
5. 从手臂上举式（Ūrdhva Hastāsana）进入上举祈祷式（Ūrdhva Namaskārāsana）	PC5	+	+
6. 四肢伸展式（Utthita Hasta Pādāsana）	PC10	+	+
7. 四肢侧伸展式（Pārśva Hasta Pādāsana）	PC11	+	+
8. 三角伸展式（Utthita Trikoṇāsana）	PC12b	+	+
9. 战士第二式（Vīrabhadrāsana II）	PC13	–	+
10. 侧角伸展式（Utthita Pārśvakoṇāsana）	PC 14a	–	+
11. 加强侧伸展式（Pārśvōttānāsana）：背部凹陷，手叉腰——站立，背部凹陷	PC 23a	+	+
（双手向下，低头）	PC 23b	–	+
12. 双角式（Prasārita Pādōttānāsana）—背部凹陷	PC 24	+	+

坐立体式（Upaviṣṭha Sthiti）			
13. 手杖式（Daṇḍāsana）	PC28	+	+
14. 手臂上举手杖式（Ūrdhva Hasta Daṇḍāsana）	PC29	+	+
15. 手抓脚趾手杖式（Pādāṅguṣṭha Daṇḍāsana）	PC30	+	+

倒立体式（Viparīta Sthiti）			
16. 半犁式（Ardha Halāsana）（从地面双腿上摆，双脚置于墙上）	PC51a	−	+

前伸展体式（Paśchima Pratana Sthiti）			
17. 加强背部伸展式（Paśchimõttānāsana）到手杖式（Daṇḍāsana）	从PC28到PC39	+	+
手臂上举手杖式（Ūrdhva Hasta Daṇḍāsana）	PC29		
手抓脚趾手杖式（Pādāṅguṣṭha Daṇḍāsana）	PC30		

修复体式（Viśrānta Kāraka Sthiti）			
18. 仰卧体式（Supta Sthiti）：挺尸式（Śavāsana）	PC71	+	+

站立体式（Uttiṣṭha Sthiti）		第3周	第4周
1. 山式（Samasthiti）	PC1	+	+
2. 上举手指交扣式（Ūrdhva Baddhānguliyāsana）	PC3	+	+
3. 树式（Vṛkṣāsana）	PC8	+	−
a）独立			
b）背靠墙			
c）靠近墙			
4. 三角伸展式（Utthita Trikoṇāsana）	PC12b，12a，12b	+	+
5. 战士第二式（Vīrabhadrāsana Ⅱ）	PC13a，13b	+	+
6. 侧角伸展式（Utthita Pārśvakoṇāsana）	PC14	+	+
a）手臂伸直向上			
b）手臂伸展过头	PC14		
战士第一式（Vīrabhadrāsana I）			
a）转动躯干	PC15	+	+

b）屈膝到90°	PC15	–	+
7. 飞机式（Vimānāsana）——PC16——从战士第一式（Vīrabhadrāsana I）进入	PC15c	–	+
8. 战士第一式（Vīrabhadrāsana I）（最终体式）	PC15d	–	+
9. 幻椅式（Utkaṭāsana）a）先做手臂动作，再做腿部动作	PC9	+	+
10. 加强侧伸展式（Pārśvõttānāsana）	PC23		
c）握手腕加强侧伸展式（Baddha Maṇi Bandha Pārśvõttānāsana）—在背后握住手腕，低头		+c	+c
d）互抱手肘加强侧伸展式（Baddha Hasta Pārśvõttānāsana）—在背后互抱手肘，低头		–	+d
12. 加强前屈伸展式（Uttānāsana）			
a）互抱手肘山式（Baddha Hasta Tāḍāsana）—双腿分开，互抱手肘	PC25	+a	+a
b）互抱手肘加强前屈伸展式（Baddha Hasta Uttānāsana）		+b	+b

倒立体式（Viparīta Sthiti）			
13. 半犁式（Ardha Halāsana）（从地面双腿上摆，双脚置于墙上）	PC51a	+	+
14. 单腿肩倒立（Eka Pāda Sarvāṅgāsana），半犁式(Ardha Halāsana），单腿肩倒立（Eka Pāda Sarvāṅgāsana）—右腿，	PC49a	–	+
半犁式（Ardha Halāsana），单腿肩倒立（Eka Pāda Sarvāṅgāsana）—左腿，半犁式（Ardha Halāsana)			

前伸展体式（Paśchima Pratana Sthiti）			

15. 加强背部伸展式（Paśchimõttānāsana）	PC39		
手杖式（Daṇḍāsana）	PC28	+	+
手臂上举手杖式（Ūrdhva Hasta Daṇḍāsana）	PC29		
手抓脚趾手杖式（Pādāṅguṣṭha Daṇḍāsana）	PC30 进入		

修复体式（Viśrānta Kāraka Sthiti）			
16. 桥式肩倒立（Setubandha Sarvāṅgāsana）	PC69	+	+
17. 仰卧体式（Supta Sthiti）：挺尸式（Śavāsana）	PC71	+	+

第二个月

站立体式（Uttiṣtha Sthiti）		**第5周**	**第6周**
第一部分			
1. 山式（Samasthiti）	PC1	+	+
2. 手臂上举式（Ūrdhva Hastāsana）	PC2	+	−
3. 上举手指交扣式（Ūrdhva Baddhāṅguliyāsana）	PC3	+	+
4. 祈祷式（Namaskārāsana）	PC4	+	−
5. 上举祈祷式（Ūrdhva Namaskārāsana）	PC5	+	−
6. 背后互抱手肘式（Paśchima Baddha Hastāsana）	PC23d	+	+
7. 牛面式（Gomukhāsana）	PC6	+	+
8. 反转祈祷式（Paśchima Namaskārāsana）	PC7	+	+
9. 树式（Vṛkṣāsana）	PC8	+	+
10. 幻椅式（Utkaṭāsana）	PC9	+	+
第二部分			
11. 四肢伸展式（Utthita Hasta Pādāsana）	PC10	+	+
12. 四肢侧伸展式（Pārśva Hasta Pādāsana）	PC11	+	+
13. 三角伸展式（Utthita Trikoṇāsana）	PC12	+	+

14. 战士II式（Vīrabhadrāsana II）	PC13	+	+
15. 侧角伸展式（Utthita Pārśvakoṇāsana）	PC14	+	+
第三部分			
16. 飞机式（Vimānāsana）	PC16	+	+
17. 战士第一式（Vīrabhadrāsana I）	PC15	+	+
18. 半月式（Ardha Chandrāsana）	PC18a，b	−	+
a)屈膝			
b)弯曲的手肘向上伸直			
19. 加强侧伸展式（Pārśvōttānāsana）	PC23e	−	+
e)反转祈祷（Paśchima Namaskāra）—低头			
20. 双角式（Prasārita Pādōttānāsana）	PC24b	+	−
b)低头			
21. 下犬式（Adho Mukha Śvānāsana）	PC27	+	+
22. 加强前屈伸展式（Uttānāsana）	PC25c，i，ii		
c)加强前屈伸展式（Uttānāsana）—双腿分开，手臂向下			
i)背部凹陷			
ii)低头		+	+
d)加强前屈伸展式（Uttānāsana）—双脚并拢			
i)背部凹陷			
ii)低头	PC25d，i，ii	−	+
23. 手抓脚趾伸展式（Pādāṅguṣṭhasana）	PC26a，b	+	+
a)背部凹陷			
b)低头			

倒立体式（Viparīta Sthiti）			
24. 半犁式（Ardha Halāsana）—从地面双腿上摆，双脚置于墙上	PC51a	+	+
25. 单腿肩倒立（Eka Pāda Sarvāṅgāsana），半犁式（Ardha Halāsana），单腿肩倒立（Eka Pāda Sarvāṅgāsana)—右腿，半犁式(Ardha Halāsana)，单腿肩倒立（Eka Pāda Sarvāṅgāsana）—左腿，半犁式（Ardha Halāsana)	PC49a	+	+
26. .Sālamba Sarvāṅgāsana（支撑肩倒立）（从犁式进入）	PC48	+	+
27. 犁式（Halāsana）	PC52a，b	+	+
a)从地板上摆动双腿向上			
b)从支撑肩倒立（Sālamba Sarvāṅgāsana）进入			
28. 膝碰耳犁式（Karṇapīḍāsana）	PC53	+	+

前伸展体式（Paśchima Pratana Sthiti）			
29. 加强背部伸展式（Paśchimōttānāsana）	PC39	+	+
如同手杖式（Daṇḍāsana）	PC28		
手臂上举手杖式（Ūrdhva Hasta Daṇḍāsana）	PC29		
手抓脚趾手杖式（Pādāṅguṣṭha Daṇḍāsana）	PC30		
加强背部伸展式（Paśchimōttānāsana）	PC39		

修复体式（Viśrānta Kāraka Sthiti）			
30. 挺尸式（Śavāsana）	PC71	+	+

站立体式（Uttiṣṭha Sthiti）		第7周	第8周
1. 山式（Samasthiti）	PC1	+	+
2. 三角伸展式（Utthita Trikoṇāsana）	PC12	+	+

3. 战士第二式（Vīrabhadrāsana II）	PC13	+	−
4. 侧角伸展式（Utthita Pārśvakoṇāsana）	PC14	−	+
5. 飞机式（Vimānāsana）	PC16	+	−
6. 战士第一式（Vīrabhadrāsana I）	PC15	−	+
7. 扭转三角式（Parivṛtta Trikoṇāsana）			
b)左手置于右脚内侧，靠近足弓	PC20b	+	−
c)左手握脚踝	PC20c	−	+
8. 半月式（Ardha Chandrāsana）			
b)弯曲的手肘向上伸直	PC18b	+	−
c)手臂上举	PC18c	−	+
9.加强前屈伸展式（Uttānāsana）	PC25a，b	+	+
a)互抱手肘山式（Baddha Hasta Tāḍāsana）—双腿分开，互抱手肘			
b)互抱手肘加强前屈伸展式（Baddha Hasta Uttānāsana）			
10. 手抓脚趾伸展式（Pādāṅguṣṭhāsana）	PC26a	+	−
a)背部凹陷			
b)低头	PC26b	−	+

坐立体式（Upaviṣṭha Sthiti）			
11. 英雄式（Vīrāsana）	PC36	+	+
12. 英雄坐山式（Parvatāsana in Vīrāsana）	PC37	+	+
13. 脸朝下英雄式（Adho Mukha Vīrāsana）		+	+
膝盖分开			
双脚和脚趾内扣			
低头			
伸展手臂过头			

（教给学生，从而让他们学会很好地休息）			

站立体式（Uttiṣṭha Sthiti）			
14. 下犬式（Adho Mukha Śvānāsana）	PC27	+	+

后弯体式（Pūrva Pratana Sthiti）			
15. 上犬式（Ūrdhva Mukha Śvānāsana）—勾脚趾（Ūrdhva Mukha Śvānāsana）	PC60	+	+

坐立体式（Upaviṣṭha Sthiti）			
16. 加强背部伸展式(Paśchimōttānāsana）——手杖式（Daṇḍāsana）	PC28	+	+
17. 手臂上举手杖式（Ūrdhva Hasta Daṇḍāsana）	PC29	+	+
18. 手抓脚趾手杖式（Pādāṅguṣṭha Daṇḍāsana）	PC30	+	+

前伸展体式（Paśchima Pratana Sthiti）			
19. 加强背部伸展式（Paśchimōttānāsana）	PC39	+	+
腿/腹股沟/膝盖练习			
20. 单腿头碰膝式（Jānu Śīrṣāsana）：和束角式（Baddha Koṇāsana）	PC40，31	+	−
a)伸展单腿头碰膝式—右腿进入（Utthita Jānu Śīrṣāsana）	PC40a		
b)束角式(Baddha Koṇāsana)—左腿进入	PC31		
c)伸展单腿头碰膝式（Utthita Jānu Śīrṣāsana）—左腿	PC40a		
d)束角式—右腿（Baddha Koṇāsana）	PC31		
21. 单腿头碰膝式（Jānu Śīrṣāsana）	PC40	+	+
a)伸展单腿头碰膝式（Utthita Jānu Śīrṣāsana）			

b)手臂上举单腿头碰膝式（Ūrdhva Hasta Jānu Śīrṣāsana）			
c)脸朝上单腿头碰膝式（Ūrdhva Mukha Jānu Śīrṣāsana）—背部凹陷			
d)单腿头碰膝式（Jānu Śīrṣāsana）			
22. 加强背部伸展式（Paśchimōttānāsana）	PC39	+	+

倒立体式（Viparīta Sthiti）			
23. 支撑头倒立（Sālamba Śīrṣāsana）	PC47	+	+
半头倒立（Ardha Śīrṣāsana）			
24. 支撑肩倒立（Sālamba Sarvāṅgāsana）	PC48	+	+
25. 单腿肩倒立（Eka Pāda Sarvāṅgāsana）	PC49	+	+
26. 双角犁式（Supta Koṇāsana）	PC54	+	–
27. 犁式（Halāsana）	PC52	+	+
28. 膝碰耳犁式（Karṇapīdāsana）	PC53	+	–
29. 加强背部伸展式（Paśchimōttānāsana）	PC39	+	+

修复体式（Viśrānta Kāraka Sthiti）			
30. 仰卧体式（Supta Sthiti）：挺尸式（Śavāsana）	PC71	+	+

第三个月

站立体式（Uttiṣṭha Sthiti）		第9周	第10周	第11周	第12周
1. 山式（Samasthiti）	PC1	+	+	+	+
2. 手臂上举式（Ūrdhva Hastāsana）	PC2	+	–	+	–

3. 上举手指交扣式（Ūrdhva Baddhāṅguliyāsana）	PC3	–	+	–	+
4. 三角伸展式（Utthita Trikoṇāsana）	PC12	+	+	+	+
5. 战士第二式（Vīrabhadrāsana II）	PC13	+	+	+	+
6. 侧角伸展式（Utthita Pārśvakoṇāsana）	PC14	+	+	+	+
7. 战士第一式（Vīrabhadrāsana I）	PC15	–	+	–	+
8. 战士第三式（Vīrabhadrāsana III）（两周后，恢复19常规体式）	PC19	–	+ 注2	+ 注2	+ 常规
9. 半月式（Ardha Chandrāsana）	PC18c	+	–	+	+
c) 手臂上举					
10. 加强前屈伸展式（Uttānāsana）	PC25	+	+	+	+
c)加强前屈伸展式（Uttānāsana）—双腿分开，手臂向下	c)i)ii)	+	+	+	+
i)背部凹陷					
ii)低头					
d)加强前屈伸展式（Uttānāsana）—双脚并拢	d)i)ii)	+	+	+	+
i)背部凹陷					
ii)低头					
11. 加强侧伸展式（Pārśvōttānāsana）	PC23b	+	+	+	+
b)低头（休息）					
12. 双角式（Prasārita Pādōttānāsana）	PC24a	+	+	+	+

坐立体式（Upaviṣṭha Sthiti）					
13. 坐角式（Upaviṣṭha Koṇāsana）	PC32	+	+	+	–
14. 简易坐（Svastikāsana）	PC34	+	+	–	+
17. 简易坐山式（Parvatāsana in Svastikāsana）	PC35	+	+	+	+

18. 英雄式（Vīrāsana）	PC36	+	+	+	−
19. 牛面式（Gomukhāsana）（前两周只做腿部动作）	PC38	+	+	+	−
20. 从手杖式（Daṇḍāsana）进入巴拉瓦伽第一式（Bharadvājāsana I）	PC28，44a	+	+	−	−
a)不握手的巴拉瓦伽（Bharadvājāsana）（前两周只做腿部动作）		−	+	+ 完整	+ 完整

倒立体式（Viparīta Sthiti）					
21. 支撑头倒立（Sālamba Śīrṣāsana）					
b) 单腿上举头倒立（Ūrdhva Prasārita Eka Pāda Śīrṣāsana）（两个星期）	PC47b	+	+	−	−
c) 支撑头倒立（Sālamba Śīrṣāsana）（完成以上练习之后）	PC47b，c	−	−	+	+

站立体式(Uttiṣṭha Sthiti)					
22. Adho Mukha Śvānāsana（下犬式）	PC27	+	+	+	+

后弯体式(Pūrva Pratana Sthiti)					
23. 上犬式（Ūrdhva Mukha Śvānāsana）—脚趾朝后	PC60	+	+	+	+

倒立体式（Viparīta Sthiti）					
24. 肩倒立（Sarvāṅgāsana）序列					
支撑肩倒立（Sālamba Sarvāṅgāsana）	PC48	+	+	+	+
单腿肩倒立（Eka Pāda Sarvāṅgāsana）	PC49	+	−	+	+

双角犁式（Supta Koṇāsana）	PC54	−	+	+	+
犁式（Halāsana）	PC52	+	+	+	+
膝碰耳犁式（Karṇapīdāsana）	PC53	+	+	−	+

腹部体式（Udara Ākunchana Sthiti）					
25. 上伸腿式（Ūrdhva Prasārita Pādāsana）	PC56	+	+	−	−
26. 完全船式（Paripūrṇa Nāvāsana）	PC57	−	−	+	+

前伸展体式（Paśchima Pratana Sthiti）					
27. 单腿头碰膝式（Jānu Śīrṣāsana）	PC40	+	+	+	+
28. 加强背部伸展式（Paśchimōttānāsana）	PC39	+	+	+	+

修复体式（Viśrānta Kāraka Sthiti）					
34. 挺尸式（Śavāsana）	PC71	+	+	+	+

第四个月

站立体式（Uttiṣṭha Sthiti）		**第13周**	**第14周**	**第15周**	**第16周**
1. 山式（Samasthiti）	PC1	+	+	+	+
2. 三角伸展式（Utthita Trikoṇāsana）	PC12	+	+	+	+
3. 侧角伸展式（Utthita Pārśvakoṇāsana）	PC14	+	+	+	+
b) 手臂举过头					
4. 战士第一式（Vīrabhadrāsana Ⅰ）	PC15	+	+	+	+
5. 战士第二式（Vīrabhadrāsana Ⅱ）	PC13	+	+	+	+
6. 战士第三式（Vīrabhadrāsana Ⅲ）	PC19	−	+	+	−

7. 半月式（Ardha Chandrāsana）	PC18	–	+	+	–
c) 手臂上举					
8. 扭转三角式（Parivṛtta Trikoṇāsana）	PC20	+	+	+	–
a) 左手置于右脚外侧					
9. 侧角扭转式（Parivṛtta Pārśvakoṇāsana）——飞机式（Vimānāsana）	PC21	+	+	–	–
10. 加强侧伸展式（Pārśvōttānāsana）	PC23				
e) 反转祈祷式（Paśchima Namaskārāsana）：低头		+	–	–	–
11. 双角式（Prasārita Pādōttānāsana）	PC24	+	+	+	+
12. 加强前屈伸展式（Uttānāsana）	PC25				
d)加 强 前 屈 伸 展 式 ： 双 脚 并 拢（Uttānāsana）		+	+	+	+
13. 下犬式（Adho Mukha Śvānāsana）	PC27	+	+	+	+

后弯体式（Pūrva Pratana Sthiti）					
14. 上犬式(脚趾朝后）（Ūrdhva Mukha Śvānāsana)	PC60	+	+	+	–
15. 四肢支撑式（Chaturāṅga Dāṅḍāsana）	PC59	+	–	+	+
a) 脚趾回勾					

坐立体式（Upaviṣṭha Sthiti）					
16. 手杖式（Daṇḍāsana）	PC28	+	+	+	+

腹部体式（Udara Ākunchana Sthiti）					
17. 完全船式（Paripūrṇa Nāvāsana）	PC57	–	+	–	+

坐立体式（Upaviṣṭha Sthiti）					
18. 英雄坐山式（Parvatāsana in Vīrāsana）	PC37	–	+	–	+
修复体式（Viśrānta Kāraka Sthiti）					
19. 仰卧体式（Supta Vīrāsana）：仰卧英雄式（Supta Vīrāsana）	PC65	–	+	–	+
a) 手臂置于身体两侧					
b)手臂举过头					
c)互抱手臂伸过头顶					

坐立体式（Upaviṣṭha Sthiti）					
20. 束角式（Baddha Koṇāsana）	PC31	+	+	+	+

修复体式（Viśrānta Kāraka Sthiti）					
21. 仰卧束角式（Supta Baddha Koṇāsana）	PC66	+	–	+	–

坐立体式（Upaviṣṭha Sthiti）					
22. Upaviṣṭha Koṇāsana（坐角式）	PC32	+	+	+	+

扭转体式（Parivṛtta Sthiti）					
23. 巴拉瓦伽第一式（Bharadvājāsana I）	PC44	+	+	+	+
a)不握手					

倒立体式（Viparīta Sthiti）					
24. 支撑头倒立（Sālamba Śīrṣāsana）	PC47	+	+	+	+
a)半头倒立（Ardha Śīrṣāsana）					
b)单腿上举头倒立（Ūrdhva Prasārita Eka Pāda Śīrṣāsana）					
c)支撑头倒立（Sālamba Śīrṣāsana）					
25. 支撑肩倒立（Sālamba Sarvāṅgāsana）	PC48	+	+	+	+
26. 犁式（Halāsana）					
b)从支撑肩倒立（Sālamba Sarvāṅgāsana）进入	PC52	+	+	+	+
27. 膝碰耳犁式（Karṇapīdāsana）	PC53	+	+	+	+

腹部体式（Udara Ākunchana Sthiti）					
28. 卧手抓脚趾伸展式（Supta Pādāṅguṣṭhasana）	PC58	+	+	+	–
a) 卧手抓脚趾伸展式I（Supta Pādāṅguṣṭhasana I）					

前伸展体式（Paśchima Pratana Sthiti）					
29. 加强背部伸展式（Paśchimōttānāsana）	PC39	+	+	+	+

30. 单腿头碰膝式（Jānu Śīrṣāsana）	PC40				
d) 单腿头碰膝式（Jānu Śīrṣāsana）		+	+	+	+
31. 加强背部伸展式（Paśchimõttānāsana）	PC39	+	+	+	+

修复体式（Viśrānta Kāraka Sthiti）					
32. 仰卧体式（Śavāsana）：挺尸式（Supta Sthiti）	PC71	+	+	+	+

第五个月

站立体式（Uttiṣṭha Sthiti）		**第17周**	**第18周**	**第19周**	**第20周**
1. 山式（Samasthiti）	PC1	+	+	+	+
2. 手臂上举式（Ūrdhva Hastāsana）	PC2	+	+	−	+
3. 上举手指交扣式（Ūrdhva Baddhāṅguliyāsana）	PC3	+	−	+	−
4. 牛面式（Gomukhāsana）	PC6	+	+	+	+
5. 背后互抱手肘式（Paśchima Baddha Hastāsana）	PC23d	+	+	+	+
6. 反转祈祷式（Paśchima Namaskārāsana）	PC7	+	−	+	−
7. 树式（Vṛkṣāsana）	PC8	+	−	+	+
8. 幻椅式（Utkaṭāsana）	PC9	+	−	+	+
9. 三角伸展式（Utthita Trikoṇāsana）	PC12	+	+	+	+
10. 战士第二式（Vīrabhadrāsana II）	PC13	+	+	−	−

11. 侧角伸展式 （Utthita Pārśvakoṇāsana）	PC14	+	+	+	−
12. 战士第一式（Vīrabhadrāsana I）	PC15	+	+	+	+
13. 飞机式（Vimānāsana）	PC16	+	−	−	−
14. 树式（Vṛkṣāsana）	PC17	−	+	−	−
15. 半月式（Ardha Chandrāsana）	PC18	−	+	−	+
16. 战士第三式（Vīrabhadrāsana Ⅲ）	PC19	−	+	+	+
17. 扭转三角式（Parivṛtta Trikoṇāsana）	PC20	−	+	+	−
18. 侧角扭转式 （Parivṛtta Pārśvakoṇāsana）——飞机式 （Vimānāsana）	PC21	−	+	+	−
19. 加强侧伸展式（Pārśvõttānāsana）	PC23	+	+	+	+
20. 双角式（Prasārita Pādõttānāsana）	PC24	+	+	+	+
21.加强前屈伸展式（Uttānāsana）	PC25	+	+	+	+
22. 手抓脚趾伸展式（Pādāṅgusṭhasāna）	PC26	+	+	+	+
23. 下犬式（Adho Mukha Śvānāsana）	PC27	+	+	+	+

拜日式（Sūrya Namaskāra）	**PC64**	**+ 两轮**	**+ 两轮**	**+ 三轮**	**+ 三轮**
1)山式（Samasthiti）					
2)祈祷式（Naskārāsanama）					
3)手臂上举式（Ūrdhva Hastāsana）					
4)加强前屈伸展式（Uttānāsana）					
5)下犬式（Adho Mukha Śvānāsana）					
6)上犬式（Ūrdhva Mukha Śvānāsana）					
7)四肢支撑式（Chaturāṅga Daṇḍāsana）					
8)上犬式（Ūrdhva Mukha Śvānāsana）					
9)下犬式（Adho Mukha Śvānāsana）					

10)加强前屈伸展式（Uttānāsana）					
11)手臂上举式（Ūrdhva Hastāsana）					
12)祈祷式（Namaskārāsana）					
13)山式（Samasthiti）					
坐立体式（Upaviṣṭha Sthiti）					
3. 英雄式（Vīrāsana）	PC36	+	+	+	+
4. 英雄坐山式（Parvatāsana in Vīrāsana）	PC37	+	–	+	–
5. 牛面式（Gomukhāsana）	PC38	–	+	–	+
站立体式（Uttiṣṭha Sthiti）					
6. 门闩式（Parighāsana）	PC22	+	+	+	–
倒立体式（Viparīta Sthiti）					
7. 支撑头倒立（Sālamba Śīrṣāsana）	PC47	+	+	+	+
扭转体式（parivrtta sthiti）					
8. Bharadvājāsana I on a chair（椅子上的巴拉瓦伽I式）	PC46	+	–	+	–
a)不握手	PC44a	+a	+a	–	–
b)握手	PC44b	–	–	+b	+b
坐立体式（Upaviṣṭha Sthiti）					
9. 手杖式（Daṇḍāsana）	PC28	+	+	+	+
10. 坐角式（Upaviṣṭha Koṇāsana）——手抓脚趾坐角式（Pādānguṣṭha Upaviṣṭha Koṇāsana）	PC32进入PC33	+	–	+	–

11. 束角式（Baddha Koṇāsana）	PC31	+	–	+	–
12. 简易坐（Svastikāsana）	PC34	–	+	–	+
13. 简易坐山式（Parvatāsana in Svastikāsana）	PC35	–	+	–	+

前伸展体式（Paśchima Pratana Sthiti）					
14. 加强背部伸展式（Paśchimōttānāsana）	PC39	+	+	+	+
15. 单腿头碰膝式（Jānu Śīrṣāsana）	PC40	–	–	+	+
a)伸展单腿头碰膝式（Utthita Jānu Śīrṣāsana）					
b)手臂上举单腿头碰膝式（Ūrdhva Hasta Jānu Śīrṣāsana）					
c)脸朝上单腿头碰膝式：背部凹陷（Ūrdhva Mukha Jānu Śīrṣāsana）					
d)单腿头碰膝式（Jānu Śīrṣāsana）					
16. 半英雄面碰膝加强背部伸展式（Triaṅga Mukhaikapāda Paśchimōttānāsana）	PC41	+	+	+	+
a)伸展半英雄面碰膝加强背部伸展式（Utthita Triaṅga Mukhaikapāda Paśchimōttānāsana）					
b)手臂上举半英雄面碰膝加强背部伸展式（Ūrdhva Hasta Triaṅga Mukhaikapāda Paśchimōttānāsana）					

c)脸朝上半英雄面碰膝加强背部伸展式（Ūrdhva Mukha Triaṅga Mukhaikapāda Paśchimōttānāsana）—背部挺直凹陷					
d)半英雄面碰膝加强背部伸展式（Triaṅga Mukhaikapāda Paśchimōttānāsana）					
17. 圣哲玛里奇第一式（Marīchyāsana I）	PC42a	–	–	+	+
18. 坐角式（Upaviṣṭha Koṇāsana）	PC43d	+	–	+	+
d) 脸朝下坐角式（Adho Mukha Upaviṣṭha Koṇāsana）					

腹部体式（Udara Ākunchana Sthiti）					
19. 完全船式（Paripūrṇa Nāvāsana）	PC57	–	+	–	+

前伸展体式（Paśchima Pratana Sthiti）					
20. 加强背部伸展式（Paśchimōttānāsana）	PC39	+	+	+	+

修复体式（Viśrānta Kāraka Sthit）					
21. 仰卧束角式（Supta Baddha Koṇāsana）	PC66	+	–	+	–
22. 仰卧英雄式（Supta Vīrāsana）：仰卧体式（Supta sthiti）	PC65	–	+	–	+

倒立体式（Viparīta Sthiti）					
23. 支撑肩倒立（Sālamba Sarvāṅgāsana）	PC48	+	+	+	+

单腿肩倒立（Eka Pāda Sarvāṅgāsana）	PC49	+	−	−	−
侧单腿肩倒立（Parśvaika Pāda Sarvāṅgāsana）	PC49	−	+	−	+
犁式（Halāsana）	PC52	+	+	+	+
膝碰耳犁式（Karṇapīdāsana）	PC53	+	−	−	+
双角犁式（Supta Koṇāsana）	PC54	+	−	+	−
侧犁式（Pārśva Halāsana）	PC55	−	+	−	+

前伸展体式（Paśchima Pratana Sthiti）					
24. 加强背部伸展式（Paśchimõttānāsana）	PC39	+	+	+	+

修复体式（Viśrānta Kāraka Sthiti）					
25. 挺尸式（Śavāsana）	PC71	+	+	+	+

第六个月

站立体式（Uttiṣṭha Sthiti）		**第21周**	**第22周**	**第23周**	**第24周**
1. 山式（Samasthiti）	PC1	+	+	+	+

2. 手臂上举式（Ūrdhva Hastāsana）	PC2	+	+	+	+
3. 上举手指交扣式（Ūrdhva Baddhāṅguliyāsana）	PC3	+	+	+	+
4. 祈祷式（Namaskārāsana）	PC4	−	−	−	−
5. 上举祈祷式（Ūrdhva Namaskārāsana）	PC5	−	−	−	−
6. 牛面式（Gomukhāsana）	PC6	−	−	−	−
7. 反转祈祷式（Paśchima Namaskārāsana）	PC7	−	−	−	−
8. 树式（Vṛkṣāsana）	PC8	+	−	−	−
9. 幻椅式（Utkaṭāsana）	PC9	−	−	−	−
10. 四肢伸展式（Utthita Hasta Pādāsana）	PC10	−	−	−	−
11. 四肢侧伸展式（Pārśva Hasta Pādāsan）	PC11	−	−	−	−
12. 三角伸展式（Utthita Trikoṇāsana）	PC12	+	+	+	+
13. 战士第二式（Vīrabhadrāsana Ⅱ）	PC13	+	+	+	+
14. 侧角伸展式（Utthita Parśvakoṇāsana）	PC14	+	+	+	+
15. 战士第一式（Vīrabhadrāsana Ⅰ）	PC15	+	+	+	+
16. 飞机式（Vimānāsana）	PC16	−	−	−	−
17. 树式（Vṛkṣāsana）	PC17	−	+	−	+
18. 半月式（Ardha Chandrāsana）	PC18	−	+	−	+
19. 战士第二式（Vīrabhadrāsana Ⅱ）	PC19	−	+	−	+
20. 扭转三角式（Parivṛtta Trikoṇāsana）	PC20	+	−	+	−
21. 侧角扭转式（Parivṛtta Pārśvakoṇāsana）—— 飞机式（Vimānāsana）	PC21	+	−	+	−

22. 加强侧伸展式（Pārśvōttānāsana）	PC23	+	–	+	–
23. 双角式（Prasārita Pādōttānāsana）	PC24	+	–	+	–
24. 加强前屈伸展式（Uttānāsana）	PC25	+	+	+	+
25. 手抓脚趾伸展式（Pādāṅguṣṭhasana）	PC26	–	+	–	+
26. 下犬式（Adho Mukha Śvānāsana）	PC27	+	–	+	–

拜日式（Sūrya Namaskār）		+	–	+	–

坐立体式（Upaviṣṭha Sthiti）					
1. 英雄式（Vīrāsana）	PC36	+	+	+	+

站立体式（Uttiṣṭha Sthiti）					
1. 门闩式（Parighāsana）	PC22	+	–	+	–

坐立体式（Upaviṣṭha Sthiti）					
1. 手杖式（Daṇḍāsana）	PC28	+	+	+	+
2. 手臂上举手杖式（Ūrdhva Hasta Daṇḍāsana）	PC29	+	+	+	+
3. 手抓脚趾手杖式（Pādāṅguṣṭha Daṇḍāsana）	PC30	+	+	+	+
4. 束角式（Baddha Koṇāsana）	PC31	–	+	–	+
5. 坐角式（Upaviṣṭha Koṇāsana）	PC32	–	+	–	+
6. 手抓脚趾坐角式（Pādāṅguṣṭhasana Upaviṣṭha Koṇāsana）	PC33	+	–	+	–
7. 简易坐（Svastikāsana）	PC34	+	–	+	–
8. 简易坐山式（Parvatāsana in Svastikāsana）	PC35	+	–	+	–

9. 英雄式（Vīrāsana）	PC36	−	+	−	+
10. 英雄坐山式（Parvatāsana in Vīrāsana）	PC37	−	+	−	+
11. 牛面式（Gomukhāsana）	PC38	+	+	+	+
倒立体式（Viparīta Sthiti）					
1. 支撑头倒立（Sālamba Śīrṣāsana）	PC47	+	+	+	+
2. 支撑肩倒立（Sālamba Sarvāṅgāsana）	PC48	+	+	+	+
3. 单腿肩倒立（Eka Pāda Sarvāṅgāsana）	PC49	−	+	−	+
4. 侧单腿肩倒立（Parśvaika Pāda Sarvāṅgāsana）	PC50	−	+	−	+
5. 半犁式（Ardha Halāsana）	PC51	−	+	−	+
6. 犁式（Halāsana）	PC52	+	+	+	+
7. 膝碰耳犁式（Karṇapīdāsana）	PC53	−	+	−	+
8. 双角犁式（Supta Koṇāsana）	PC54	−	+	−	+
9. 侧犁式（Pārśva Halāsana）	PC55	+	+	+	+

扭转体式（Parivṛtta Sthiti）					
1. 椅子上的巴拉瓦伽式（Bharadvājāsana on a chair）	PC46	+	−	+	−
2. 巴拉瓦伽第一式（Bharadvājāsana I）	PC44	+	+	+	+
3. 巴拉瓦伽第二式：只做腿部动作（Bharadvājāsana II）	PC45	+	−	+	−

前伸展体式（Paśchima Pratana Sthiti）					
1. 加强背部伸展式（Paśchimōttānāsana）	PC39	+	+	+	+
2. 单腿头碰膝式（Jānu Śīrṣasana）	PC40	+	+	+	+

3. 半英雄面碰膝加强背部伸展式（Triaṅga Mukhaikapāda Paśchimōttānāsana）	PC41	+	+	+	+
4. 圣哲玛里奇第一式（Marīchyāsana I）	PC42	+	+	+	+
5. 坐角式（Upaviṣṭha Koṇāsana）	PC43	+	+	+	+

修复体式（Viśrānta Kāraka Sthit）					
1. Viparīta Karaṇi（倒箭式）	PC70	+	–	+	–
2. Śavāsana（挺尸式）	PC71	+	+	+	+

第七个月

站立体式（Uttiṣṭha Sthiti）		第25周	第26周	第27周	第28周
1.山式（Samasthiti）	PC1	+	+	+	+
2.手臂上举式（Ūrdhva Hastāsana）	PC2	+	–	+	–
3.上举手指交扣式（Ūrdhva Baddhāṅguliyāsana）	PC3	+	–	+	–
4.牛面式（Gomukhāsana）	PC6	+	+	+	+
5. 反转祈祷式（Paśchima Namaskārāsana）	PC7	+	+	+	+
6. 树式（Vṛkṣāsana）	PC8	+	–	+	–
7. 幻椅式（Utkaṭāsana）	PC9	+	+	+	+
8. 四肢伸展式（Utthita Hasta Pādāsana）	PC10	+	+	+	+
9. 四肢侧伸展式（Pārśva Hasta Pādāsana）	PC11	+	+	+	+
10. 三角伸展式（UtthitaTrikoṇāsana）	PC12	+	+	+	+
11. 战士第二式（Vīrabhadrāsana II）	PC13	+	–	+	–
12. 侧角伸展式（Utthita Parśvakoṇāsana）	PC14	+	+	+	+

13.战士第一式（Vīrabhadrāsana I）	PC15	+	+	+	+
14. 半月式（Ardha Chandrāsana）	PC18	+	-	+	-
15. 战士第三式（Vīrabhadrāsana III）	PC19	+	-	+	-
16. 扭转三角式（Parivṛtta Trikoṇāsana）	PC20	+	+	+	+
17. 侧角扭转式（Parivṛtta Pārśvakoṇāsana）——飞机式（Vimānāsana）	PC21	+	+	+	+
18. 门闩式（Parighāsana）	PC22	+	+	+	+
19. 加强侧伸展式（Pārśvõttānāsana）	PC23	+	+	+	+
20. 双角式（Prasārita Pādõttānāsana）	PC24	+	+	+	+
21. 加强前屈伸展式（Uttānāsana）	PC25	+	+	+	+
22. 手抓脚趾伸展式（Pādāṅguṣṭhasana）	PC26	+	+	+	+
23. 下犬式（Adho Mukha Śvānāsana）	PC27	+	+	+	+

拜日式（Sūrya Namaskāra）					
注：a）根据能力重复练习；b）选择一组体式并重复练习	PC64	+	-	+	-
1. 山式（Samasthiti）					
2. 祈祷式（Naskārāsanama）					
3. 手臂上举式（Ūrdhva Hastāsana）					
4. 加强前屈伸展式（Uttānāsana）					
5. 下犬式（Adho Mukha Śvānāsana）					
6. 上犬式（Ūrdhva Mukha Śvānāsana）					
7. 四肢支撑式（Chaturaṅga Daṇḍāsana）					
8. 上犬式（Ūrdhva Mukha Śvānāsana）					
9. 下犬式（Adho Mukha Śvānāsana）					
10. 加强前屈伸展式（Uttānāsana）					
11. 手臂上举式（Ūrdhva Hastāsana）					

12. 祈祷式（Namaskārāsana）					
13. 山式（Samasthiti）					

修复体式（Viśrānta Kāraka Sthiti）					
后弯体式：支撑后仰支架式（sālamba Pūrvottānāsana）	PC67	+	+	+	+

后弯体式（Pūrva Pratana Sthiti）					
1. 上犬式（Ūrdhva Mukha Śvānāsana）	PC60	+	+	+	+
2. 弓式（Dhanurāsana）	PC61	+	+	+	+
3. 蝗虫式（Śalabhāsana）	PC62	+	+	+	+
4. 骆驼式（Uṣṭrāsana）	PC63	+	+	+	+

站立体式（Uttiṣṭha Sthiti）					
1. 下犬式（Adho Mukha Śvānāsana）	PC27	+	+	+	+

坐立体式（Upaviṣṭha Sthiti）					
1. 简易坐山式（Parvatāsana in Svastikāsana）	PC35	+	+	+	+
2. 英雄坐山式（Parvatāsana in Vīrāsana）	PC37	+	+	+	+

侧伸展体式（Parivṛtta Sthiti）					
1.巴拉瓦伽I式（Bharadvājāsana I）	PC44	+	+	+	+
2. 巴拉瓦伽II式（Bharadvājāsana II）	PC45	+	+	+	+

腹部体式（Udara Ākunchana Sthiti）					
1. 仰卧手抓脚趾伸展第一、二式（Supta Pādāṅguṣṭhasana I&II）	PC58	+	+	+	+

倒立体式（Viparīta Sthiti）					
1. 支撑头倒立（Sālamba Śīrṣāsana）	PC47	+	+	+	+
2. 撑肩倒立（Sālamba Sarvāṅgāsana）	PC48	+	+	+	+
3. 单腿肩倒立（Eka Pāda Sarvāṅgāsana）	PC49	+	–	+	–
4. 侧单腿肩倒立（Parśvaika Pāda Sarvāṅgāsana）	PC50	+	–	+	–
5. 半犁式（Ardha Halāsana）	PC51	+	–	+	–
6. 犁式（Halāsana）	PC52	+	+	+	+
7. 膝碰耳犁式（Karṇapīdāsana）	PC53	+	–	+	–
8. 双角犁式（Supta Koṇāsana）	PC54	+	–	+	–
9. 侧犁式（Paśchima Pratana Sthiti）	PC55	+	–	+	–

前伸展体式（Paschima Pratana Sthiti）					
1. 加强背部伸展式（Paśchimōttānāsana）	PC39	+	+	+	+

修复体式（Viśrānta Kāraka Sthitiupta sthiti）					
1. 倒箭式（Viparīta Karaṇi）	PC70	+	–	+	–
2. 挺尸式（Śavāsana）	PC71	+	+	+	+

仰卧体式（Supta Sthiti）					
仰卧体式：挺尸式（Śavāsana）					

第五章

体式习得序列一览

1.这一章介绍了多种序列排法，它们能有效地作用于身体、头脑、呼吸，带来变化。

2.为使学生不致过于劳累。老师需要介绍修复体式，如面朝下英雄式（Adho Mukha Vīrāsana）、加强前屈伸展式（Uttānāsana）、双角式（Prasārita Pādõttānāsana）、坐角式（Upaviṣṭha Koṇāsana）、仰卧英雄式（Supta Vīrāsana）、仰卧束角式（Supta Baddha Koṇāsana）。

3.老师应当注意，学生不应发生喘不过气、汗流浃背、身体颤抖的状况。

4.这里一共介绍了10个序列，学生们学会了《艾扬格瑜伽入门教程》中的全部体式后，可以循环练习这些序列。如果学生想每天练习两次，早晚各一次，那么他们早上可以练习序列1~8中的任何一个，晚上练习第9或第10序列，消除一天的疲劳。老师需要向学生解释清楚这一点。

序列1

1.第一章　站立体式（Uttiṣṭha Sthiti）

1. 山式（Samasthiti）
2. 手臂上举式（Ūrdhva Hastāsana）
3. 上举手指交扣式（Ūrdhva Baddhāṅguliyāsana）
4. 祈祷式（Namaskārāsana）
5. 上举祈祷式（Ūrdhva Namaskārāsana）
6. 牛面式（Gomukhāsana）
7. 背后互抱手肘式（Paścima Baddha Hastāsana）
8. 反转祈祷式（Paścima Namaskārāsana）
9. 树式（Vṛkṣāsana）
10. 幻椅式（Utkaṭāsana）
11. 四肢伸展式（Utthita Hasta Pādāsana）
12. 四肢侧伸展式（Pārśva Hasta Pādāsana）
13. 三角伸展式（Utthita Trikoṇāsana）
14. 战士第二式（Vīrabhadrāsana Ⅱ）
15. 侧角伸展式（Utthita Pārśvakoṇāsana）
16. 战士第一式（Vīrabhadrāsana Ⅰ）
17. 飞机式（Vimānāsana）
18. 半月式（Ardha Candrāsana）
19. 战士第三式（Vīrabhadrāsana Ⅲ）
20. 扭转三角式（Parivṛtta Trikoṇāsana）
21. 侧角扭转式（Parivṛtta Pārśvakoṇāsana）——飞机式（Vimānāsana）

22. 门闩式（Parighāsana）
23. 脸朝下英雄式（Adho Mukha Vīrāsana）
39. 加强背部伸展式（Paścimottānāsana）

2.第五章 倒立体式（Viparīta Sthiti）

47. 支撑头倒立（Sālamba Śīrṣāsana）
48. 支撑肩倒立（Sālamba Sarvāṅgāsana）
49. 单腿肩倒立（Eka Pāda Sarvāṅgāsana）
50. 侧单腿肩倒立（Parśvaika Pāda Sarvāṅgāsana）
51. 半犁式（Ardha Halāsana）
52. 犁式（Halāsana）
53. 膝碰耳犁式（Karṇapīdāsana）
54. 双角犁式（Supta Koṇāsana）
55. 侧犁式（Pārśva Halāsana）
52. 犁式（Halāsana）
39. 加强背部伸展式（Paścimottānāsana）

3. 第九章 修复体式（Viśrānta Kāraka Sthiti）

71. 挺尸式（Śavāsana）

调息（prāṇāyāma）——乌伽依第一、二式（Ujjāyī I & II）

序列2

1.第一章　站立体式（Uttiṣṭha Sthiti）

25. 加强前屈伸展式（Uttānāsana）
27. 下犬式（Adho Mukha Śvānāsana）
23. 加强侧伸展式（Pārśvottānāsana）
24. 双角式（Prasārita Pādottānāsana）
25. 加强前屈伸展式（Uttānāsana）
26. 手抓脚趾伸展式（Pādāṅguṣṭhāsana）
27. 下犬式（Adho Mukha Śvānāsana）

2.第二章　坐立体式（Upaviṣṭha Sthiti）

28. 手杖式（Daṇḍāsana）
29. 手臂上举手杖式（Ūrdhva Hasta Daṇḍāsana）
30. 手抓脚趾手杖式（Pādāṅguṣṭha Daṇḍāsana）
31. 束角式（Baddha Koṇāsana）
32. 坐角式（Upaviṣṭha Koṇāsana）
33. 手抓脚趾坐角式（Pādāṅguṣṭha Upaviṣṭha Koṇāsana）
34. 简易坐（Svastikāsana）
35. 简易坐山式（Parvatāsana in Svastikāsana）
36. 英雄式（Vīrāsana）
37. 英雄坐山式（Parvatāsana in Vīrāsana）
38. 牛面式（Gomukhāsana）

3. 第三章　前伸展体式（Paścima Pratāna Sthiti）

23. 脸朝下英雄式（Adho Mukha Vīrāsana）
39. 加强背部伸展式（Paścimottānāsana）
40. 头碰膝前屈伸展式（Jānu Śīrṣāsana）
41. 半英雄面碰膝加强背部伸展式（Triaṅga Mukhaikapāda Paścimottānāsana）
42. 圣哲玛里奇第一式（Marīcyāsana Ⅰ）
43. 坐角式（Upaviṣṭha Koṇāsana）
39. 加强背部伸展式（Paścimottānāsana）

4.第四章　扭转体式（Parivṛtta Sthiti）

44. 巴拉瓦伽第一式（Bharadvājāsana I）
45. 巴拉瓦伽第二式（Bharadvājāsana II）
46. 椅子上的巴拉瓦伽式（Bharadvājāsana on a chair）

5.第五章　倒立体式（Viparīta Sthiti）

47. 支撑头倒立（Sālamba Śīrṣāsana）
48. 支撑肩倒立（Sālamba Sarvāṅgāsan）
49. 单腿肩倒立（Eka Pāda Sarvāṅgāsana）
50. 侧单腿肩倒立（Parśvaika Pāda Sarvāṅgāsana）
52. 犁式（Halāsana）
53. 膝碰耳犁式（Karṇapīdāsana）
54. 双角犁式（Supta Koṇāsana）
55. 侧犁式（Pārśva Halāsana）
51. 半犁式（Ardha Halāsana）
39. 加强背部伸展式（Paścimottānāsana）

6.第九章　修复体式（Viśrānta Kāraka Sthiti）

71. Śavāsana（挺尸式）

调息（prāṇāyāma）——乌伽依第一、二式（Ujjāyī I & II）

序列3

1. 第一章　站立体式（Uttiṣṭha Sthiti）

23. 加强侧伸展式（Pārśvottānāsana）(23a，b，c，d，e)

24. 双角式（Prasārita Pādottānāsana）

20. 扭转三角式（Parivṛtta Trikoṇāsana）

21. 侧角扭转式（Parivṛtta Pārśvakoṇāsana）——飞机式（Vimānāsana）

22. 门闩式（Parighāsana）

2.第四章　扭转体式（Parivṛtta Sthiti）

44. 巴拉瓦伽第一式（Bharadvājāsana I）

45. 巴拉瓦伽第二式（Bharadvājāsana II）

46. 椅子上的巴拉瓦伽式（Bharadvājāsana on a chair ）

3.第六章　腹部体式（Udara Ākunchana Sthiti）

56. 上伸腿式（Ūrdhva Prasārita Pādāsana）

57. 完全船式（Paripūrṇa Nāvāsana）

58. 仰卧手抓脚趾伸展式第一、二式（Supta Pādāṅguṣṭhasana I & II）

4.第九章　修复体式（Viśrānta Kāraka Sthiti）

65. 仰卧体式（Supta Sthiti）：仰卧英雄式（Supta Vīrāsana）

66. 束角式（Supta Baddha Koṇāsana）

23. 脸朝下英雄式（Adho Mukha Vīrāsana）

39. 加强背部伸展式（Paścimottānāsana）

25. 加强前屈伸展式（Uttānāsana）

27. 下犬式（Adho Mukha Śvānāsana）

5.第五章　倒立体式（Viparīta Sthiti）

47. 支撑头倒立（Sālamba Śīrṣāsana）

48. 支撑肩倒立（Sālamba Sarvāṅgāsana）

49. 单腿肩倒立（Eka Pāda Sarvāṅgāsana）

50. 侧单腿肩倒立（Parśvaika Pāda Sarvāṅgāsana）

51. 半犁式（Ardha Halāsana）

52. 犁式（Halāsana）

53. 膝碰耳犁式（Karṇapīdāsana）

54. 双角犁式（Supta Koṇāsana）

55. 侧犁式（Pārśva Halāsana）

52. 犁式（Halāsana）

39. 加强背部伸展式（Paścimottānāsana）

6. 第九章　修复体式（Viśrānta Kāraka Sthiti）

71. 挺尸式（Śavāsana）

调息（prāṇāyāma）——乌伽依第一、二式（Ujjāyī I & II）

序列4

1. 第八章　拜日式（Sūrya Namaskāra）（连贯体式的连续循环）重复，逐渐增加3，5，8，10，12

64. 拜日式（Sūrya Namaskāra）

1）山式（Samasthiti）

2）祈祷式（Namaskārāsana）

3）手臂上举式（Ūrdhva Hastāsana）

4）加强前屈伸展式（Uttānāsana）

5）下犬式（Adho Mukha Śvānāsana）

6）上犬式（Ūrdhva Mukha Śvānāsana）

7）四肢支撑式（Caturāṅga Daṇḍāsana）

8）上犬式（Ūrdhva Mukha Śvānāsana）

9）下犬式（Adho Mukha Śvānāsana）

10）加强前屈伸展式（Uttānāsana）

11）手臂上举式（Ūrdhva Hastāsana）

12）祈祷式（Namaskārāsana）

13）山式（Samasthiti）

2. 第三章　前伸展体式（Paścima Pratāna Sthiti）

39. 加强背部伸展式（Paścimottānāsana）

40. 单腿头碰膝式（Jānu Śīrṣāsana）

41. 半英雄面碰膝加强背部伸展式

（Triaṅga Mukhaikapāda Paścimottānāsana）

42. 圣哲玛里奇第一式（Marīcyāsana I）

43. 坐角式（Upaviṣṭha Koṇāsana）

39. 加强背部伸展式（Paścimottānāsana）

3. 第四章　扭转体式（Parivṛtta Sthiti）

44. 巴拉瓦伽第一式（Bharadvājāsana I）

45. 巴拉瓦伽第二式（Bharadvājāsana II）

46. 椅上巴拉瓦伽式（Bharadvājāsan on a chair ）

4. 第五章　倒立体式（Viparīta Sthiti）

47. 支撑头倒立（Sālamba Śīrṣāsana）

48. 支撑肩倒立（Sālamba Sarvāṅgāsana）

49. 单腿肩倒立（Eka Pāda Sarvāṅgāsana）

50. 侧单腿肩倒立（Parśvaika Pāda Sarvāṅgāsana）

52. 犁式（Halāsana）

53. 膝碰耳犁式（Karṇapīdāsana）

54. 双角犁式（Supta Koṇāsana）

55. 侧犁式（Pārśva Halāsana）

52. 犁式（Halāsana）

5. 第三章　前伸展体式（Paścima Pratāna Sthiti）

39. 加强背部伸展式（Paścimottānāsana）

6. 第九章　修复体式（Viśrānta Kāraka Sthiti）

71. 挺尸式（Śavāsana）

序列5

1. 第二章 坐立体式（Upaviṣṭha Sthiti）

28. 手杖式（Daṇḍāsana）
29. 手臂上举手杖式（Ūrdhva Hasta Daṇḍāsana）
30. 手抓脚趾手杖式（Pādāṅguṣṭha Daṇḍāsana）
31. 束角式（Baddha Koṇāsana）
32. 坐角式（Upaviṣṭha Koṇāsana）
33. 手抓脚趾坐角式（Pādāṅguṣṭha Upaviṣṭha Koṇāsana）
34. 简易坐（Svastikāsana）
35. 简易坐山式（Parvatāsana in Svastikāsana）
36. 英雄式（Vīrāsana）
37. 英雄坐山式（Parvatāsana in Vīrāsana）
38. 牛面式（Gomukhāsana）

2. 第三章 前伸展体式（Paścima Pratāna Sthiti）只坐立，省略伸展（Utthita）、手臂上举（Ūrdhva Hasta）、手抓脚趾（Pādāṅguṣṭha）、脸朝下（Adho Mukha）

39. 加强背部伸展式（Paścimottānāsana）
    - 手杖式（Daṇḍāsana）
    - 手臂上举手杖式（Ūrdhva Hasta Daṇḍāsana）
    - 手抓脚趾手杖式（Pādāṅguṣṭha Daṇḍāsana)
40. 单腿头碰膝式（Jānu Śīrṣāsana）
    - 伸展单腿头碰膝式（Utthita Jānu Śīrṣāsana）
    - 手臂上举单腿头碰膝式（Ūrdhva Hasta Jānu Śīrṣāsana）

脸朝上单腿头碰膝式（Ūrdhva Mukha Jānu Śīrṣāsana）

41. 半英雄面碰膝加强背部伸展式（Triaṅga Mukhaikapāda Paścimottānāsana）

伸展半英雄面碰膝加强背部伸展式（Utthita Triaṅga Mukhaikapāda Paścimottānāsana）

手臂上举半英雄面碰膝加强背部伸展式

（Ūrdhva Hasta Triaṅga Mukhaikapāda Paścimottānāsana）

脸朝上半英雄面碰膝加强背部伸展式

（Ūrdhva Mukha Triaṅga Mukhaikapāda Paścimottānāsana)

42. 圣哲玛里奇第一式（Marīcyāsana I）

伸展圣哲玛里奇第一式（Utthita Marīcyāsana I）

手臂上举圣哲玛里奇第一式（Ūrdhva Hasta Marīcyāsana I）

脸朝上圣哲玛里奇第一式（Ūrdhva Mukha Marīcyāsana I）

43. 坐角式（Upaviṣṭha Koṇāsana）

伸展坐角式（Utthita Upaviṣṭha Koṇāsana）

手臂上举坐角式（Ūrdhva Hasta Upaviṣṭha Koṇāsana）

手抓脚趾坐角式（Pādāṅguṣṭha Upaviṣṭha Koṇāsana）

3. 第四章　扭转体式（Parivṛtta Sthiti）(只做出脚上的动作)

44. 巴拉瓦伽第一式（Bharadvājāsana I）

45. 巴拉瓦伽第二式（Bharadvājāsana II）

4. 第六章　腹部体式（Udara Ākunchana Sthiti）

58. 仰卧手抓脚趾伸展第一、二式（Supta Pādāṅguṣṭhasana I&II）

5. 第八章　拜日式（Sūrya Namaskāra）（连贯体式的连续循环）

64. 拜日式（Sūrya Namaskāra）

1)山式（Samasthiti）

2)祈祷式（Namaskārāsana）

3)手臂上举式（Ūrdhva Hastāsana）

4)加强前屈伸展式（Uttānāsana）

5)下犬式（Adho Mukha Śvānāsana）

6)上犬式（Ūrdhva Mukha Śvānāsana）

7)四肢支撑式（Caturāṅga Daṇḍāsana）

8)上犬式（Ūrdhva Mukha Śvānāsana）

9)下犬式（Adho Mukha Śvānāsana）

10)加强前屈伸展式（Uttānāsana）

11)手臂上举式（Ūrdhva Hastāsana）

12)祈祷式（Namaskārāsana）

13)山式（Samasthiti）

6.第五章　倒立体式（Viparīta Sthiti）

47. 支撑头倒立（Sālamba Śīrṣāsana）

48. 支撑肩倒立（Sālamba Sarvāṅgāsana）

49. 单腿肩倒立（Eka Pāda Sarvāṅgāsana）

50. 侧单腿肩倒立（Parśvaika Pāda Sarvāṅgāsana）

52. 犁式（Halāsana）

53. 膝碰耳犁式（Karṇapīdāsana）

54. 双角犁式（Supta Koṇāsana）

55. 侧犁式（Pārśva Halāsana）

52. 犁式（Halāsana）

7. 第九章　修复体式（Viśrānta Kāraka Sthiti）

71. 挺尸式（Śavāsana）

序列6

1.第一章　站立体式（Uttiṣṭha Sthiti）

12. 三角伸展式（Utthita Trikoṇāsana）
14. 侧角伸展式（Utthita Pārśvakoṇāsana）
22. 门闩式（Parighāsana）

2. 第四章　扭转体式（Parivṛtta Sthiti）

46. 椅子上的巴拉瓦伽式（Bharadvājāsana on a chair）
44. 巴拉瓦伽第一式（Bharadvājāsana I）
45. 巴拉瓦伽第二式（Bharadvājāsana II）

3.第六章　腹部体式（Udara Ākunchana Sthiti）

57. 完全船式（Paripūrṇa Nāvāsana）

a)58. 仰卧手抓脚趾伸展第一式（Supta Pādāṅguṣṭhasana I）(右)——仰卧手抓脚趾伸展第二式（Supta Pādāṅguṣṭhasana II）（右）

58. 仰卧手抓脚趾伸展第一式（Supta Pādāṅguṣṭhasana I）(左)——仰卧手抓脚趾伸展第二式（Supta Pādāṅguṣṭhasana II）（左）

b)56. 上伸腿式（Ūrdhva Prasārita Pādāsana）——58.仰卧手抓脚趾伸展第一式（Supta Pādāṅguṣṭhasana I）（右）——56.上伸腿式（Ūrdhva Prasārita Pādāsana）——58.仰卧手抓脚趾伸展式第一（Supta Pādāṅguṣṭhasana I）（左）——56. 上伸腿式（Ūrdhva Prasārita Pādāsana）

56. 上伸腿式（Ūrdhva Prasārita Pādāsana）——58. 仰卧手抓脚趾伸展第一式（Supta Pādāṅguṣṭhasana I）（右）——仰卧手抓脚趾伸展第二式（Supta Pādāṅguṣṭhasana II）（右）——58.仰卧手抓脚趾伸展式第一（Supta Pādāṅguṣṭhasana I）（右）——56. 上伸腿式（Ūrdhva Prasārita Pādāsana），双腿落回地面。

56. 上伸腿式（Ūrdhva Prasārita Pādāsana）——58.仰卧手抓脚趾伸展式I（Supta Pādāṅguṣṭhasana I）（左）——仰卧手抓脚趾伸展式II（Supta Pādāṅguṣṭhasana II）（左）——58. 仰卧手抓脚趾伸展式I（Supta Pādāṅguṣṭhasana I）（左）——56. 上伸腿式（Ūrdhva Prasārita Pādāsana），双腿落回地面。

c)56. 上伸腿式（Ūrdhva Prasārita Pādāsana）——58. 仰卧手抓脚趾伸展式I（Supta Pādāṅguṣṭhasana I）（右）——仰卧手抓脚趾伸展式II（Supta Pādāṅguṣṭhasana II）（右）——58. 仰卧手抓脚趾伸展式I（Supta Pādāṅguṣṭhasana I）（右）——56. 上伸腿式（Ūrdhva Prasārita Pādāsana）58. 仰卧手抓脚趾伸展式I（Supta Pādāṅguṣṭhasana I）（左）——仰卧手抓脚趾伸展式II（Supta Pādāṅguṣṭhasana II）（左）——58. 仰卧手抓脚趾伸展式I（Supta Pādāṅguṣṭhasana I）（左）——56. 上伸腿式（Ūrdhva Prasārita Pādāsana），双腿落回地面。

注：练习d)时，习练者尝试在落回左腿的同时进行右侧的练习，反之亦然。

57. 完全船式（Paripūrṇa Nāvāsana）

3. 第三章　前伸展体式（Paśċima Pratāna Sthiti）

39. 加强背部伸展式（Paśċimottānāsana）
40. 单腿头碰膝式（Jānu Śīrṣāsana）
41. 半英雄面碰膝加强背部伸展式（Triaṅga Mukhaikapāda Paśċimottānāsana）
42. 圣哲玛里奇第一式（Marīcyāsana I）
43. 坐角式（Upaviṣṭha Koṇāsana）

4. 第九章　修复体式（Viśrānta Kāraka Sthiti）

65. 仰卧英雄式（Supta Vīrāsana）
66. 仰卧束角式（Supta Baddha Koṇāsana）

5. 第五章　倒立体式（Viparīta Sthiti）

47. 支撑头倒立（Sālamba Śīrṣāsana）
48. 支撑肩倒立（Sālamba Sarvāṅgāsana）
49. 单腿肩倒立（Eka Pāda Sarvāṅgāsana）
50. 侧单腿肩倒立（Parśvaika Pāda Sarvāṅgāsana）
52. 犁式（Halāsana）
53. 膝碰耳犁式（Karṇapīdāsana）
54. 双角犁式（Supta Koṇāsana）
55. 侧犁式（Pārśva Halāsana）
52. 犁式（Halāsana）

6. 第九章　修复体式（Viśrānta Kāraka Sthiti）

71. Śavāsana（挺尸式）

序列7

1. 第一章　站立体式（Uttiṣṭha Sthiti)

1. 山式（Samasthiti）
2. 手臂上举式（Ūrdhva Hastāsana）

3. 上举手指交扣式（Ūrdhva Baddhāṅguliyāsana）
17. 树式（Vṛkṣāsana）
18. 半月式（Ardha Candrāsana）
19. 战士第三式（Vīrabhadrāsana Ⅲ）

2. 第一章　站立体式（Uttiṣṭha Sthiti）

27. 下犬式（Adho Mukha Śvānāsana）

3. 第九章　修复体式（Viśrānta Kāraka Sthiti）

67. 支撑后仰支架式（Sālamba Pūrvottānāsana）

4. 第七章　后弯体式（Pūrva Pratāna Sthiti）

60. 上犬式（Ūrdhva Mukha Śvānāsana）
61. 弓式（Dhanurāsana）
62. 蝗虫式（Śalabhāsana）
63. 骆驼式（Uṣṭrāsana）

5. 第二章　坐立体式（Upaviṣṭha Sthiti）

35. 简易坐山式（Parvatāsana in Svastikāsana）
37. 英雄坐山式（Parvatāsana in Vīrāsana）

6. 第四章　扭转体式（Parivṛtta Sthiti）

46. 椅子上的巴拉瓦伽式（Bharadvājāsana on a chair）
45. 巴拉瓦伽第二式（Bharadvājāsana Ⅱ）
44. 巴拉瓦伽第一式（Bharadvājāsana Ⅰ）

7. 第五章 倒立体式（Viparīta Sthiti）

47. 支撑头倒立（Sālamba Śīrṣāsana）

48. 支撑肩倒立（Sālamba Sarvāṅgāsana）

49. 单腿肩倒立（Eka Pāda Sarvāṅgāsana）

50. 侧单腿肩倒立（Parśvaika Pāda Sarvāṅgāsana）

52. 犁式（Halāsana）

53. 膝碰耳犁式（Karṇapīḍāsana）

54. 双角犁式（Supta Koṇāsana）

55. 侧犁式（Pārśva Halāsana）

52. 犁式（Halāsana）

8. 第九章 修复体式（Viśrānta Kāraka Sthiti）

71. 挺尸式（Śavāsana）

序列8

1.第八章 拜日式（Sūrya Namaskāra）（连贯体式的连续循环）

64. 拜日式（Sūrya Namaskāra）

   1)山式（Samasthiti）

   2)祈祷式（Namaskārāsana）

   3)手臂上举式（Ūrdhva Hastāsana）

   4加强前屈伸展式（Uttānasana）

   5)下犬式（Adho Mukha Śvānāsana）

6)上犬式（Ūrdhva Mukha Śvānāsana）

7)四肢支撑式（Caturāṅga Daṇḍāsana）

8)上犬式（Ūrdhva Mukha Śvānāsana）

9)下犬式（Adho Mukha Śvānāsana）

10)加强前屈伸展式（Uttānāsana）

11)手臂上举式（Ūrdhva Hastāsana）

12)祈祷式（Namaskārāsana）

13)山式（Samasthiti）

2.第七章　后弯体式（Pūrva Pratāna Sthiti）

60. 上犬式（Ūrdhva Mukha Śvānāsana）

61. 弓式（Dhanurāsana）

62. 蝗虫式（Śalabhāsana）

63. 骆驼式（Uṣṭrāsana）

3. 第四章　扭转体式（Parivṛtta Sthiti）

46. 椅子上的巴拉瓦伽式（Bharadvājāsanaon a chair）

45. 巴拉瓦伽第二式（Bharadvājāsana II）

44. 巴拉瓦伽第一式（Bharadvājāsana I）

4. 第九章　修复体式（Viśrānta Kāraka Sthiti）

65. 仰卧英雄式（Supta Vīrāsana）

66. 仰卧束角式（Supta Baddha Koṇāsana）

67. 支撑后仰支架式（Sālamba Pūrvottanāsana）

5. 第五章　倒立体式（Viparīta Sthiti）

47. 支撑头倒立（Sālamba Śīrṣāsana）

6. 第九章　修复体式（Viśrānta Kāraka Sthiti）

68. 椅子上的支撑肩倒立（Sālamba Sarvāṅgāsana on a chair）

7. 第五章　倒立体式（Viparīta Sthiti）

51. 半犁式（Ardha Halāsana）

8. 第九章　修复体式（Viśrānta Kāraka Sthiti）

69. 桥式肩倒立（Setubandha Sarvāṅgāsana）
70. 倒箭式（Viparīta Karaṇi）
71. 挺尸式（Śavāsana）

序列9

1. 第五章　倒立体式（Viparīta Sthiti）

47. 支撑头倒立（Sālamba Śīrṣāsana）
48. 支撑肩倒立（Sālamba Sarvāṅgāsana）
49. 单腿肩倒立（Eka Pāda Sarvāṅgāsana）
50. 侧单腿肩倒立（Parśvaika Pāda Sarvāṅgāsana）
51. 半犁式（Ardha Halāsana）
52. 犁式（Halāsana）
53. 膝碰耳犁式（Karṇapīḍāsana）
54. 双角犁式（Supta Koṇāsana）
55. 侧犁式（Pārśva Halāsana）

52. 犁式（Halāsana）

2. 第三章　前伸展体式（Paścima Pratāna Sthiti）

39. 加强背部伸展式（Paścimottānāsana）
40. 单腿头碰膝式（Jānu Śīrṣāsana）
41. 半英雄面碰膝加强背部伸展式（Triaṅga Mukhaikapāda Paścimottānāsana）
42. 圣哲玛里奇第一式（Marīcyāsana I）
43. 坐角式（Upaviṣṭha Koṇāsana）
39. 加强背部伸展式（Paśchimottānāsana）

3. 第四章　扭转体式（Parivṛtta Sthiti）

44. 巴拉瓦伽第一式（Bharadvājāsana I）

注：习练者可以在每个前伸展体式后尝试巴拉瓦伽第一式（Bharadvājāsana I），如39——44，40——44，41——44，42——44，43——44，39

4.第九章　修复体式（Viśrānta Kāraka Sthiti）

71. Śavāsana（挺尸式）

序列10

1.第一章　站立体式（Uttiṣṭha Sthiti）

25. 加强前屈伸展式（Uttānāsana）
24. 双角式（Prasārita Pādottānāsana）

27. 下犬式（Adho Mukha Śvānāsana）
25. 加强前屈伸展式（Uttānāsana）

2.第五章　倒立体式（Viparīta Sthiti）

47. 支撑头倒立（Sālamba Śīrṣāsana）

3.第三章　前伸展体式（Paścima Pratāna Sthiti）

39. 加强背部伸展式（Paścimottānāsana）
40. 单腿头碰膝式（Jānu Śīrṣāsana）
39. 加强背部伸展式（Paścimottānāsana）
41. 半英雄面碰膝加强背部伸展式（Triaṅga Mukhaikapāda Paścimottānāsana）
42. 圣哲玛里奇第一式（Marīcyāsana I）
43. 坐角式（Upaviṣṭha Koṇāsana）

4.第五章　倒立体式（Viparīta Sthiti）

48. 支撑肩倒立（Sālamba Sarvāṅgāsana）
49. 单腿肩倒立（Eka Pāda Sarvāṅgāsana）
50. 侧单腿肩倒立（Parśvaika Pāda Sarvāṅgāsana）
52. 犁式（Halāsana）
53. 膝碰耳犁式（Karṇapīḍāsana）
54. 双角犁式（Supta Koṇāsana）
55. 侧犁式（Pārśva Halāsana）
51. 半犁式（Ardha Halāsana）

5.第九章　修复体式（Viśrānta Kāraka Sthiti）

68. 椅子上的支撑肩倒立（Sālamba Sarvāṅgāsana on a chair）
69. 桥式肩倒立（Setubandha Sarvāṅgāsana）

70. 倒箭式（Viparīta Karaṇi）

71. 挺尸式（Śavāsana）

6.第九章　修复体式（Viśrānta Kāraka Sthiti）

调息（prāṇāyāma）——乌伽依第一、二式（Ujjāyī Ⅰ & Ⅱ）

第六章
理论背景

1. 瑜伽（yoga）

瑜伽是印度六派正统哲学（darśana）中的一派。darśana意为对本质及存在状态的彻底探寻、研究和理性思考，不带有任何想象中的对象或理想。darśana还表示看、看见、洞见。它是对实相的当下直接洞见，此种洞见超越了思考，而思考乃是哲学的基础。它是通向无染污的喜乐、和平与安宁境界的基本原则。

印度哲学的六派分别为数论派（sāṅkhya）、瑜伽派（yoga）、正理派（nyāya）、胜论派（vaiśeṣika）、弥曼差派（mīmāṁsā）和吠檀多派（vedānta）。

瑜伽的起源可见于吠陀典籍。圣哲帕坦伽利将其教义编纂整理为瑜珈哲学（yoga darśana），以箴言的形式呈现给世人。

yoga一词源于梵文词yujir，意思是绑、连结、附上或轭，它还表示联合或交流。它是人和至尊/神的联合。yoga也从yuj衍生而来，yuj的意思是三摩地（samādhi）或限制，是心识（citta）最高的至尊境界。它是一个过程，在五鞘（kośa）之间建立起正确的理解。瑜伽在身体和神经、神经和头脑、头脑和智性、智性和意志、意志和意识、意识和良心、良心和个体灵魂，最后，个体灵魂和宇宙灵魂（universal soul）之间建立恰当的联接。

瑜伽非常强调修行（sādhanā），它是指灵性的努力。瑜伽修行旨在建立心识（citta）的平静，而后使之更为寂静，从而融入个体灵魂。而后，个体灵魂融入宇宙灵魂。通过这种方式，瑜伽帮助我们获得意识的纯净状态，从而认知真我。所以，它是一门哲学/洞见（darśana）。

瑜伽不仅是艺术和科学，还是一门哲学。它在生活中给予我们指引，提升我们的生活质量和价值。瑜伽有助于我们养成良好的习惯，引领正直的人生。作为一门科学，它研究的是身体和头脑的健康、力量，以及如何自我征服。作为一门哲学，它使我们能够获得平静，淡定地面对人生的无常和悲喜。

瑜伽是一门实践学科。它是直接的体验性学科，而非推论性学科。瑜伽的习练让无条理、散乱的头脑进入连贯、观照的状态。

人与神性结合之路有三条：智慧之路（jñāna mārga）、行动之路（kārma mārga）和奉爱之路（bhakti mārga）。这三条路在瑜伽之路中汇合。从这个意义上说，瑜伽是一条完整的道路，引领行者达到终极目标。

2. 八支瑜伽（aṣṭāṅga yoga）

瑜伽有八支：禁制（yama）、劝制（niyama）、体式（āsana）、调息（prāṇāyāma）、制感（pratyāhāra）、专注（dhāraṇā）、冥想（dhyāna）、三摩地（samādhi）。aṣṭa意为八，aṅga意为肢体、花瓣或方面。于是，瑜伽被称为八支瑜伽。

八支瑜珈的练习有助于我们保持身体和头脑的健康。人体的所有方面，比如肉体、道德、普拉纳（prāṇic）、头脑、情绪、良心、智性和灵性都可以得到平衡。缺乏任何一支的练习都会导致不平衡，最终阻碍我们的进步。平衡的原则也适用于学习八支瑜伽。八支中，任何一支若存在任何不足、缺陷或不完美，都会阻碍我们达到最终目标，即认知真我（self-realisation）。如同花瓣，若有几片不见了，或是没能打开，这朵花就不算完全绽放。所以，八支中的任何一支都不容忽视。

帕坦伽利，作为科学家，给了我们清晰明确的方法。这形成于2500年前的方法，不仅在当时有效，于今时今日乃至后世数百年，也必定有效。八支瑜伽的习练步骤和规范对瑜伽士的道德、身体、情绪、头脑和智性的行为能够起到指导作用。

瑜伽始于第一片花瓣——禁制（yama），即对自己的行动进行自我控制，这是从个人与社会关系的角度来培育我们的德行。劝制（niyama）指导我们在日常生活中应该怎样行为，才能培养我们走上瑜伽之路。体式（āsana）锻炼身体和头脑去学习和理解智性的运作。我们获得了身体和头脑的健康，待臻于一定高度时，继续瑜伽的练习，能使智性达到稳定和成熟。调息（prāṇāyāma）引导并激发身体中的能量。能量以多种方式呈现，例如身体的、头脑的、智性的、情绪的、灵性的。制感（pratyāhāra）训练我们控制感觉器官、行动器官和头脑的能力，从而调控头脑杂乱无章的波动。专注（dhāraṇā）组织、导向并最终引领头脑走向专注。冥想（dhyāna）令人能够穿透头脑、我慢、智性，能够自已认识意识的深度。三摩地（samādhi）是高度发达、敏感的意识（citta）的完全整合，直接专注于真我。在这种状态下，意识（citta）不再退转或踌躇，因为它已经与自己的目标——灵魂同在。

1. 关于帕坦伽利，教师应阅读《帕坦伽利瑜伽经之光》。

2. 虽然帕坦伽利在世的时间不详，但人们普遍认为是在公元前500年到公元前250年之间。

3. 修行/习练（sādhanā）

修行（sādhanā）一般被翻译为苦修或苦行。它是无视沿途遇到的一切艰难险阻，为达到目标所付出的积极有效的努力。它是提高在选定的道路上行进效率的充满技巧的过程。Sādhanā-Kriyā指的是有技巧的行动或表现。它是从有为到无为的逐渐转化——将身体的努力降到最低程度，同时提高观察和集中注意过程中智性的质量，使智性贯穿于修行中。

修行是一种辅助物、媒介、工具、手段，用来达成获得灵性知识和体验的目标。

修行是一种表演，表达的是对既定道路的实践。它是一种手段，利用燃烧的欲望完成有技巧的表演。

帕坦伽利将第二章命名为sādhanā Pāda（修行篇），具有重大的意义。首先，他给出三重实践指导，指明应采取的行动，即燃烧的欲望（tapas）、自我研习（svādhyāya）、敬奉神（īśvara praṇidhāna）。修行的这三个方面是瑜伽习练的根基。帕坦伽利强调要更多地实践而非推测臆想。他了解初学者会迫切希望知道从哪里入门，于是为之指明修行的起点，在此基础上创建了克里亚瑜伽（kriyā yoga）。他将这种克里亚瑜伽解释为修行人（sādhaka）积极的努力。在修行篇中，他解释了什么是瑜伽、为什么要习练以及如何习练瑜伽。

帕坦伽利为我们瑜伽习练者提供了一套方法，为抵达瑜伽目标，这些方法必不可少。本章讲述了实现目标——最终解脱所需要的行动和努力。

我们拥有肉身、行动器官、感觉器官、普拉纳能量、头脑、智性、自我意识

（citta）。它们是我们的辅助物（bīja）、工具，用以提升我们的修行。以上所有的工具都会为我们的修行服务。

接下来是方法，即帕坦伽利阐明的道路——aṣṭāṅga yoga（aṣṭ=八；āṅga=分支、方面、花瓣）。这八支是禁制（yama）、劝制（niyama）、体式（āsana）、调息（prāṇāyāma）、制感（pratyāhāra）、专注（dhāraṇā）、冥想（dhyāna）、三摩地（samādhi）。通过这八片花瓣或者说八个方面，上述的手段得到了训练、定调、调音，帮助我们提高效率，抵达瑜伽的目标。

瑜伽的这八个方面需要以三重克里亚瑜珈（kriyā-yoga）的方式进行习练——燃烧的欲望、自我研习、敬奉神。

帕坦伽利进一步指导我们，修行是分三层逐渐完成的，即外在修行（bahiraṅga sādhanā），内在修行（antaraṅga sādhanā）、灵性修行（antarātma sādhanā）。它们分别是外在追求、内在追求、最深层的追求，即灵魂（参照《瑜伽之光》第21页）。

欲达成某事，先要有外部的准备，继而是内在的准备，最后是最深层的准备，从头部、到心再到核心，修行的深度与其所在的层次有关：外在的努力、内在的努力和最内层的努力。

帕坦伽利将禁制（yama）、劝制（niyama）、体式（āsana）、调息（prāṇāyāma）、

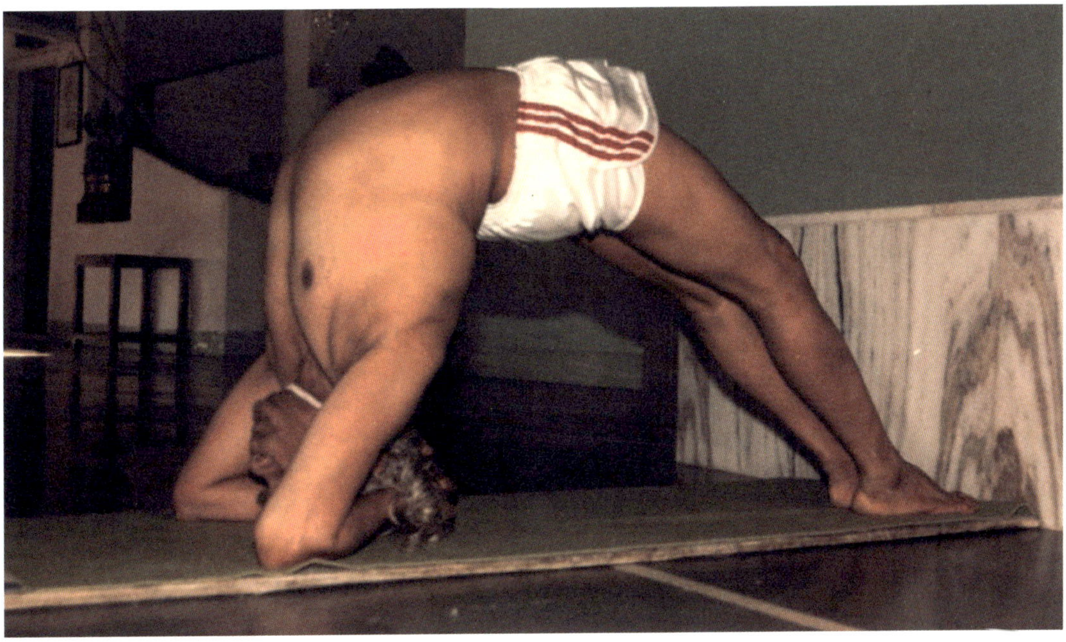

制感（pratyāhāra）归类为外在修习（bahiraṅga sādhanā）；专注（dhāraṇā）、冥想（dhyāna）为内在修行（antaraṅga sādhanā）；有种子的三摩地（sabīja）和无种子的三摩地（nirbīja samādhi）为灵性修行（antarātma sādhanā）。

每一个修行者都必须要记得：在所有三个层次上——外在（bahiraṅga）、内在（antarātma）、灵性（antarātma），八支都要习练。一个人需要穿透外围，达到核心，再从核心回到外围。外在修行为修行带来深度，这种深度进而转化为内在修行中的精细成分，然后，内在修行使修习者得到升华，继续向内深入，走向核心，其修行就蜕变成为灵性修行（antaraṅga sādhanā）。在这个阶段，修行的三个分类逐渐模糊直至消失。自此之后的修行，起点便是居住在内在的个体灵魂（jīvātman）了。

4. 瑜伽理论问答

教师应阅读——

1.《瑜伽之光》第一部分引言“什么是瑜伽？”

2.《调息之光》第一部分第1～2章

3.《帕坦伽利瑜伽经之光》序言、引言、第二部分修习篇（26～55），第三部分力量篇（1～13）

4.《艾扬格女性瑜伽》第一部分理论、第二章、第三章。

以下是对几个常见问题的回答，教师们可以从中了解瑜伽理论的背景。要想对这个学科有更深入的理解，教师应阅读本书第二章推荐的书籍。（这些答案以《瑜伽之光》、《论帕坦伽利瑜伽经》、《调息之光》中的相关内容为基础。）

1. 瑜伽的定义是什么？

• yoga这个词源自梵文词yujir，意思是绑、连结、附上、轭、结合。它表示联合。yoga也源自词根yuj，意思是限制，即三摩地（samādhi）。

• 瑜伽是个体灵魂（jivātmā）与宇宙灵魂（paramātma）的结合。

• 瑜伽是一门艺术，使无条理、散乱的头脑进入连贯的状态，从而与神性合一。

• 瑜伽是我们的意志与神的意志的精彩结合。

• 瑜伽是一种方法，系统地教导我们如何透彻而有效率地探寻，进而洞见自身本有的神性。

2. 帕坦伽利的《瑜伽经》有几章？它们的名字是什么？每一章包含多少节经文（sūtra）？

帕坦伽利《瑜伽经》包括四章（pāda），分别为《三摩地》篇（Samādhi Pāda）、

《修习篇》（Sādhanā Pāda）、《力量篇》（Vibhūti Pāda）、《解脱篇》（Kaivalya Pāda）。经文共有196节。

- 《三摩地篇》包含51节经文。
- 《修习篇》包含55节经文。
- 《力量篇》包含56节经文。
- 《解脱篇》包含34节经文。

《三摩地篇》（Samādhi Pāda）的主题是冥想；《修习篇》是关于习练，阐释了抵达瑜伽状态的方式；《力量篇》论述瑜伽的性能和力量；《解脱篇》谈论解脱和自由；总的来说，这一章都是在阐述何为究竟、圆满。

3.帕坦伽利如何描述瑜伽?

• 帕坦伽利在第一章第二节经文中这样描述瑜伽——调伏意识的波动即瑜伽（yogaḥ cittavṛtti nirodhaḥ）。

• 瑜伽是意识（citta）活动的停止。

• 这节经文包含四个词：

• yoga译为瑜伽，联合或整合，它是指在平和宁静的状态中结合身体、感官、头脑、我慢、智性、意识。

• citta意为意识。

• vṛtti是变化，或意识的变化。

• nirodhaḥ的意思是调控或止息。所以，瑜伽意为思想变化的调控。

4.什么是意识?它由什么组成?

帕坦伽利使用的表示广义意识的词是citta。citta由三个组成部分：1）心意（manas），2）智性（buddhi），3）私我（ahaṁkāra）。头脑有专注、选择和拒绝的力量，智性有推理和反思的能力，私我即“自我存在”或“自我意识”。

5. 意识的三个特点或者说三德是什么?

意识由原质的三个属性或德（guṇa）组成，即sattva、rajas、tamas。sattva意为光明（悦性），rajas意为振动（变性），tamas意为怠惰（惰性）。sattva本质上是光明的，

rajas是活跃的、骚动的， tamas是怠惰的。sattva带来和谐，rajas带来活动，tamas带来迟钝的稳定。

悦性点亮意识，带来镇静、平静、安详。变性使意识活跃，充满能量、张力、意愿。野心、顽固、鲁莽、骄傲则是变性的特征。惰性使人陷入麻木、怠惰和无明。

6.什么是六派哲学（ṣaḍ-darśanas）？它们的作者是谁？

1）数论（sāṁkhya）：迦毗罗（Kapila）

2）瑜伽（yoga）：帕坦伽利（Patañjali）

3）正理（nyāya）：乔答摩（Gautama）

4）胜论（vaiśeṣika）：羯那陀（Kaṇāda）

5）弥曼差（pūrva mīmāṁsā）：阇弥尼（Jaimini）

6）吠檀多（uttara mīmāṁsā）：跋达罗衍那（Bādarāyaṇa）

7.根据瑜伽哲学/洞见（yoga darśanas），三个永恒要素是什么？

1）神（īśvara），宇宙灵魂，至高灵魂，具体或独特的神我（puruṣa viśeṣa）。

2）个体自我（puruṣa），灵魂，阿特曼，存在的核心（ātman）。

3）自然、宇宙（prakṛti）。

8.哲学和洞见（darśanas）的区别是什么？

哲学和洞见（darśanas）都是对智慧和知识的探求。哲学是推测性、智性的探索，洞见（darśanas）则是体验性的知识，引领我们走向转化。

9.四吠陀（vedas）的名字是什么？

1）梨俱吠陀（ṛgveda）

2）耶柔吠陀（yajurveda）

3）娑摩吠陀（sāmaveda）

4）阿达婆吠陀（atharvaveda）

10.苦（pañca-kleśa）有几种？它们的名字和含义是什么？

苦分为五种：

- avidyā ——无明、无知、缺少灵性知识；
- asmitā——我慢、骄傲、自我感受、个体感受、自我中心、自私；
- rāga——执着、热情、欲望；
- dveṣa——厌恶、嫌恶、憎恨、讨厌、敌意；
- abhiniveśa——贪生、怕死、挂怀生命。

11.意识（citta）的五种状态是什么？

根据起主导作用的“德”不同，即悦性、激性、惰性，意识的五种状态分别为：

1）mūḍha——呆滞；

2）kṣipta——波动、散漫；

3）vikṣipta——部分的稳定，在波动和稳定之间摇摆不定；

4）ekāgra——指向一点；

5）niruddha——有控制的，有限制的。

12.意识的波动有几种？请给出名称及其含义。

意识的波动有五种，被称为pañcavṛtti：

1）pramāṇa——标准的、理想的、可靠的、正确的知识/正知；

2）viparyaya——经过研究调查后，发现是错误的观点，错误的认同、识别错误、歪曲的认知、幻觉、错误的认知；

3）vikalpa——怀疑、不确定、妄想、想象、虚幻的知识；

4）nidrā——睡眠，一种空的状态；

5）smṛti——记忆，牢牢地抓住对所经历过的事物的印象。

虽然意识波动有五种，但正知又可细分为三个层面，于是总数为七。

13.瑜伽八支的名称及含义是什么？

因为瑜伽有八个分支，或者说八个方面、八片花瓣，它们被称为八支瑜珈（aṣṭāṅga yoga），分别是：

1）禁制（yama）——道德标准、禁令、纪律、限制，“不要做的事”；

2）劝制（niyama）——个体的纪律，应遵守的行为准则，“要做的事”；

3）体式（āsana）——姿势或位置；

4）调息（prāṇāyāma）——呼吸的调控；

5）制感（Pratyāhāra）——感官的收摄，指向源头；

6）专注（dhāraṇā）——专注；

7）冥想（dhyāna）——冥想；

8）三摩地（samādhi）——意识融化在真我（the self）之中。

• 禁制（yama）是一个人面对他人或社会纪律而做出的社会行为。

• 劝制（niyama）是针对自我该有的行为，是个体纪律。

• 体式（āsana）是体式的习练，为实现健康而有节律的生活所进行的身体的、生理的、心理的训练。

• 调息（prāṇāyāma）是对呼吸和生命能量分配的控制，旨在头脑训练。

• 制感（pratyāhāra）是对感官和头脑的控制，以及向着存在的核心收摄感官和头脑的训练。

• 专注（dhāraṇā）是专注。

• 冥想（dhyāna）是冥想或凝神。

• 三摩地（samādhi）是自我认知。

这八支是瑜伽的八个方面，它们相互交织、相互依存、相互渗透、相互作用。

14.yama和niyama的名称和含义是什么？

yama的意思是限制或弃绝。帕坦伽利阐明了禁制的五个方面。五戒是普遍的要求，用以控制我们的行为，使我们作为个体培养健康正确的对他人的心理倾向。禁制是指向他人的社会行为。

五戒如下：

1）ahiṁsā——非暴力；

2）satya——真实；

3）asteya——不偷盗，不贪婪；

4）brahmacharya——节制，能控制性欲望；

5）aprigraha——无囤积欲、占有欲。

劝制（niyama）——帕坦伽利给出了五条，是指向自我的纪律，旨在自我净化。它既包括身体的纪律，也包括头脑的纪律。以下是五个劝制：

1）śauca——外在和内在的清洁、净化；

2）santoṣa——知足；

3）tapas——苦行，热情；

4）svādhyāya——研读经典，研习真我；

5）īśvarapraṇidhāna——臣服于神，也表示将我们一切行动成果献给神，向神虔诚奉献。

15.五大粗糙元素是什么？它们各自对应的细微层面是什么？

五大粗糙元素的梵文是pañca-mahābhūta，它们分别是：

pṛthvī——地；

āp——水；

tej——火；

vāyu——风；

ākāśa——空。

五大元素对应的细微层面在梵文中记做pañca-tanmātra：

gandha tanmātra——香；

rasa tanmātra——味；

rūpa tanmātra——色；

sparśa tanmātra——触；

śabda tanmātra——声。

16.干扰头脑的六个敌人是什么？

- kāma——激情、欲望、淫欲、愿望；
- krodha——愤怒；
- lobha——贪婪；
- moha——迷恋、妄想；
- mada——骄傲；
- mātsarya——怨恨、嫉妒。

17.三种Śarīras是什么？

śarīras的意思是身体。包裹着灵魂的身体共分为三层，分别是śarirasthūla śarīra，sūkṣma śarīra和kāraṇa śarīra。

- sthūla śarīra——粗身，包括解剖或结构层（头、躯干、上肢、下肢）和器官。
- sūkṣma śarīra——精身，包括心理和智性层。
- kāraṇa śarīra——因果体，包括灵性层。

18.行动器官和感觉器官是什么？

行动器官共有五个，被称作karmendriyas，感觉器官也有五个，被称作jñānendriyas。

行动器官包括：

- vāk——言语（喉）；
- pāṇi——手臂，手掌；
- pāda——双腿，双脚；
- pāyu——排泄器官，肛门；
- upastha——生殖器官。

感觉器官包括：

- śrotra——耳朵；
- nasa——鼻子；
- jihvā——舌头；
- cakṣu——眼睛；
- tvak——皮肤。

19.身体的五鞘是什么？

- annamaya kośa——解剖、骨骼或结构鞘，对应于地元素，这一鞘是粗身（sthula śarīra）。
- prāṇamaya kośa——生理或器官鞘，对应于水元素和生命能量，为精身（sukṣma śarīra）。这个鞘包括呼吸、循环、消化、神经、内分泌、排泄、生殖系统。
- manomaya kośa——头脑或情绪鞘，对应于火元素。动机、感觉、觉知、敏感性是其功能表现。这个鞘也属于精身（suksma sarira）。
- vijñānamaya kośa——智性或分辨鞘，对应于风元素。它影响推理的智性过程和主观体验。这一鞘也属于精身（suksma śarīra）。

• ānandamaya kośa——这个鞘属于纯粹的喜乐，对应于空元素。只有当人们融入冥想对象时，才会体验到这一鞘。人们从无梦的深度睡眠醒来，感觉神清气爽的一刻，可获得对这一鞘的匆匆一瞥。该鞘属于因果体（karana śarīra）。

再加上意识（cittamaya kośa）和真我（ātmaya kośa），便构成七鞘层（sapta kośas）。

20. 三种修行是指什么？

1）bahiraṅga sādhanā——外修行；

2）antaraṅga sādhanā——内修行；

3）antarātma sādhanā——灵性修行（向灵魂最深处探寻）。

21. 生命的目标是什么？请列举。

生命有四个目标：职责（dharma），获取财富（artha），生活的享乐（kāma），自由（mokṣa）。

遮罗迦在《遮罗迦集》中说："要实现这四个目标，我们首先需要身体和心理的健康。"

22. 自我认知的四条道路是什么？

有志者可经由四条路走向其创造者——宇宙灵魂（神）。这些道路并非基于坚硬死板的规条，它们大致根据有志者的内在倾向而分为几类。

倾向于为他人服务的有志者基本上是活跃的，他们选择行动之路（kārma mārga），最终实现真我。他们通过努力工作和履行职责实现神性。

情绪丰富、虔诚忠贞的有志者热爱上帝，认知真我。这是条奉爱之路（bhaktimārga）。

智性能力强，且能够通过智性之眼感知上帝的有志者，可走在智慧之路（jñāna mārga）上。他/她的成熟的知识引领他/她走向宇宙灵魂。

善于冥想和反思的有志者选择瑜伽之路（yogamārga）。通过瑜伽修习，他/她控制并抑制其意识，最终到达内在的神圣自我。

在编纂瑜伽科学的同时，帕坦伽利明确指出：这三条道路——智慧之路、行动之路、奉爱之路都包含在瑜伽之路之中。所以，瑜伽之路是全面而完整的。

《瑜伽经》第二章的第一节经文指出：所有这三条道路都包含在瑜伽之路中。燃烧的热情（tapas）对应行动（kārma）之路，自我研习（svādhyāya）对应智慧（jñāna）之路，敬奉神（īśvara praṇidhāna）对应奉爱（bhakti）之路。瑜伽之路是这三条道路的源泉，而最终，这三条路都融汇于第四条道路——瑜伽。瑜伽之路引领我们遇见真我和神。

23.列出三种探求、修习和八支瑜伽（以图表的形式）：

（参考：《艾扬格女性瑜伽》）

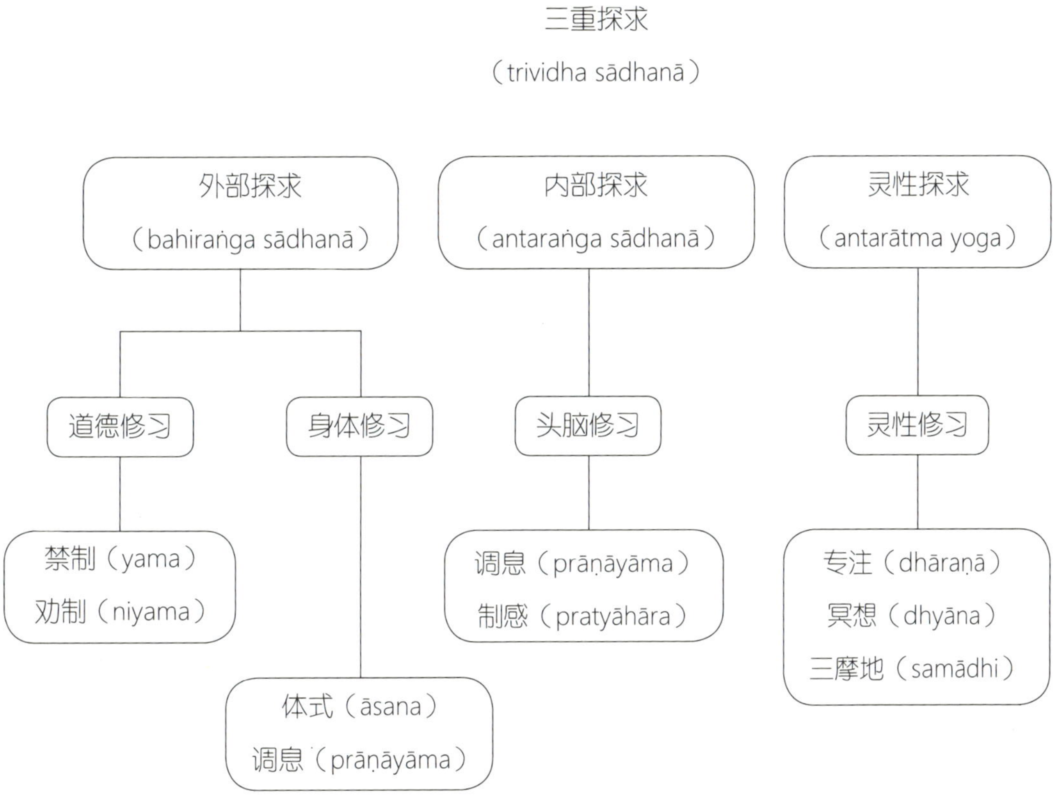

24.简述瑜伽修行的障碍。

帕坦伽利令有志者意识到他/她在瑜伽练习中会遇到的困难或障碍。对意识的抑制绝非一日之功。瑜珈习练是修行者（sādhaka）不间断练习调控意识的过程，即能渐渐意识到遇到的干扰。

帕坦伽利列举了九种障碍。这些障碍令意识摇摆不定，令瑜伽练习受到干扰。这九种障碍被称为navāntarāya。nava意为九，antarāya意为障碍或阻碍。与这些障碍相伴而生的还常常包括四种干扰。障碍引起干扰。以下是在瑜伽习练中引起干扰的障碍。

1）vyādhi——打乱身体平衡的疾病与不适；

2）styāna——倦怠，缺乏努力精进的精神状态，缺乏恒心，缺乏兴趣，懈怠，精神懒散，迟钝；

3）saṁśaya——怀疑、优柔寡断；

4）pramāda——冷漠，麻木，醉酒，漫不经心，大意，随便，不专心，怠慢；

5）ālasya——身体懒惰，懒散，不活跃；

6）avirati——耽于声色，当感官物体刺激大脑时激发欲望，无节制，缺乏控制，感官享乐，对感官毫无约束；

7）bhrānti-darśanas——虚假或不可靠的知识，幻觉，错误的观念，错误的观点；

8）alabdhabhūmikatva——无法获得思维和专注的连续性，因此看不到真相，不得要领，不能抓住成果，对自己渴望的事物感到失望，缺乏耐性；

9）anavasthitattva——无法保持长期习练后获得的专注，状态不稳定，不能保持已获得的进步，倒退。

这些障碍总是伴随着四种干扰发生，即：

1）duḥkha ——疼痛、痛苦、悲伤、沮丧、悲痛、不快乐；

2）daurmanasya——绝望、内心痛苦、烦恼、沮丧；

3）aṅgamejayatva——身体不稳定，颤抖；

4）śvāsa-praśvāsa——呼吸不稳定，呼吸浅，呼吸没有节奏。

这些障碍及其相伴而生的干扰，可以被归类为身体的、心理的、智性的和灵性的。它们可分为三种：

ādhyātmika——自己招致的痛苦；

ādhibhautika——身体中的元素构成不平衡；

ādhidaivika——先天的缺陷。

帕坦伽利为这些痛苦的疗愈提供了解决之道，帮助人们意识到这些障碍的存在，而且，为了避免阻碍一再发生，他给予了我们八支瑜伽。他要求人们一心一意地进行练习。

25.根据《帕坦伽利瑜伽经之光》列出表格，指出何为①克里亚瑜伽（kriyā yoga）②八支瑜伽（aṣṭāṅga yoga）③三类修行（sādhanā），以及三四条道路之间的关系

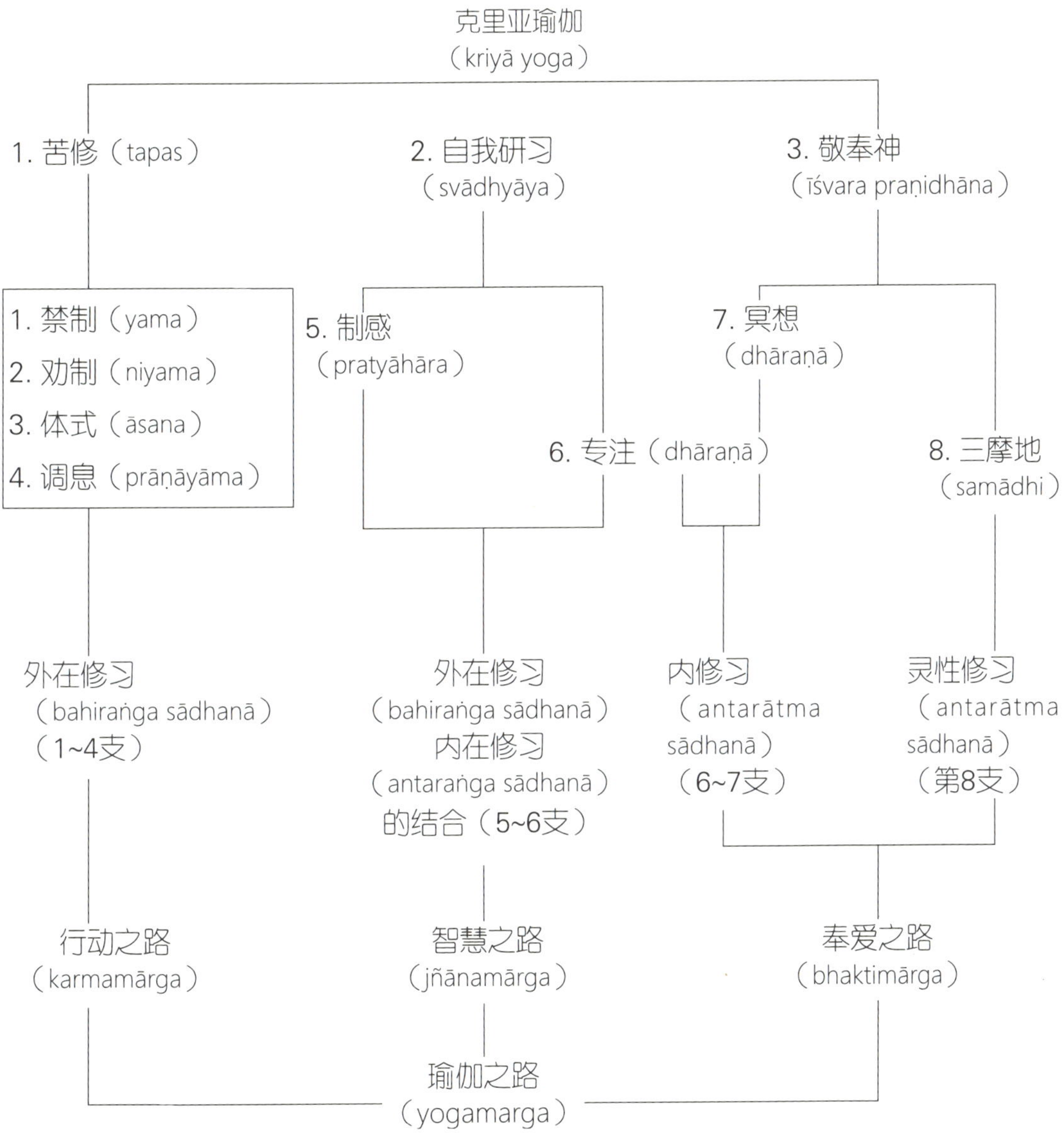

关于修行篇/习练篇（sādhanā pāda）的问题

1. 行动瑜伽（kriyā yoga）的三层是什么？

它们是：1）苦修；2）自我研习；3）敬奉神。

2. 帕坦伽利为何解释三重行动瑜伽？

帕坦伽利对行动瑜伽的三重进行了阐释，包括苦修、自我研习、敬奉神，其主要目的是使瑜伽习练者的意识适合深入的冥想及专注，并且减少被各种苦折磨的可能性。

3. 什么是无明（avidyā）？

avidyā是无知、愚昧，因为其错将非永恒视为永恒，不纯洁视为纯洁，痛苦视为快乐，非灵魂视为灵魂，从而导致知识的匮乏。

非永恒的（avidyā）	永恒的（nitya）
不纯净的（anitya）	纯净的（aśuci）
痛苦（duḥkha）	愉快（sukha）
非灵魂（anātma）	灵魂（ātma）

4. 什么是asmitā?

asmitā就是“私我意识”，“我性”，自我主义，自我中心。它是意识的一个组成部分。自我主义是将观照者等同于看的能力。比如，把身体里的小我当成自我是avidyā，而小我就是asmitā。私我（avidyā）和小我（asmitā）都是智性的缺陷。

5. 什么是Rāga?

rāga是执着于令人愉快，可带来快乐的事物、人或体验。愉悦导致欲望，这是一个无穷尽的过程，存在着吸引感。它是感官享乐的情绪感受。

6. 什么是dveṣa?

dveṣa是厌恶或憎恶。它来自不能实现抱负的失败，或人们不理想的经历。这些失败或经历引发痛苦或悲伤，导致憎恨。与憎恶并存的是一种无价值的感觉，它也是一种恶意的情绪感受。

7. 什么是abhiniveśa?

abhiniveśa是因对死亡的恐惧而产生的对生命的执着。智慧的学者和博学之士也难逃对死亡的恐惧。它是智性的本能缺陷。尽管人人皆知生命非永恒，但这种本能的智性还是会持续引发自我保护的挣扎。

8. 苦的根源是什么?

五种苦的根源在无明（avidyā）。无明是缺乏真知，抑或倔强刚强。无明是其他苦生长的土壤，就像杂草。既然无明是源头，那么，只要无明存在，苦就不会消失。这些苦呈现四种状态：

昏沉、困倦（prasupta）

减弱，薄（tanu）

交替的，被打断的（vicchinna）

完全活跃（udāra）

无明（avidyā）是所有苦的温床，必须通过瑜伽习练将其消除。

9. 简短地解释归元之路（pratiprasava）

根据数论和瑜伽哲学，原质（prakṛti）会经历演化和归元的过程。当原质开始显现，从本体状态到现象状态，它需要经历四个阶段，即本体（aliṅga）、现象（liṅgamātra）、非具体（aviśeṣa）、具体（viśeṣa），这个过程被称为演化。

在归元的过程中，原质经历回转的旅程，总是经历同样的四个阶段而后抵达本体状态。

当神我（puruṣa）搅动原质的要素或渐次使其活跃，这便是演化之路（prasava），当神我从原质中抽离，便是归元之路（pratiprasava）。通过三德（guṇas）的变化，原质搅动自身，但需要很长的时间才会浮现在表面。同样地，原质的归元也需要很长时间才可以回到原初状态。但是，当神我渗入原质，二者之间的互动即成为良性的互动。如果神我伸出援手，原质即可受到规训，走上正确的道路，这条路可能是演化之路，亦可能是归元之路。

就苦来说，当它们以极其微细的形式出现时，将会被激化的反作用力或者说归元摧毁，苦就会被极大地削弱。当原质（prakṛti）回到它的本体阶段，神我便从原质中解脱出来。此时，自我得到了解放。

但是，只要苦处于粗糙或微妙的状态，它们就会使意识产生波动。因此，在那个阶段，苦引起的头脑和智性的波动要通过外修行（bahiraṅga sādhanā）、内修行（antaraṅga sādhanā）、灵性修行（antarātma sādhanā）来平复和消除，灵性修行即最微妙的修行知识（jñāna）——冥想修行（dhyāna sādhanā）。这种冥想修行是观照的过程，旨在消除苦，止息意识的波动。

10. 简要解释帕坦伽利的业力（kārma）理论

所有的行动都基于思想。思想的背景是苦，很明显，行动和思想都根植于五重苦，即无明、我慢、执着、憎恶、贪生。

过去的所有行动都在我们的生命中施加影响。每个行动的印记，或善或恶，都会在今生和未来生给我们带来折磨，因善或恶的程度而有所区别。只要行动的根存在，它就会构成我们与生俱来的阶级、寿命、人生经历。种瓜得瓜，种豆得豆。这就是业力的法则——普遍的因果法则。阶级、寿命、人生经历因行动的善、恶，抑或善恶交织而结出果实。果实的甘苦取决于善恶。

换言之，我们的行动背后应当是纯净的头脑。头脑不应被苦绑缚。行动背后的意图应是纯净的。我们不应追逐行动的果实。消减各种痛苦，这个念头本身就意味着真知的破晓。

11. 什么是kārma vipāka?

行动造成的结果就是kārma vipāka，它不仅取决于行动已然造成的影响，还包括每个行动背后的意图，以及行动的方式和方法。行动的结果以三种方式展现：1）出生（jāti）；2）寿命（āyur）；3）人生经历（bhoga）。

12. 帕坦伽利解释了几种痛苦?

有三种痛苦：

1）巴利那玛（pariṇāma duḥkha）——所有的愉悦和不愉悦最终都会导致悲伤。享受愉悦是为了满足欲望，如果欲望未能得到满足，就会以痛苦告终。愉悦是无止境的，它们激起欲望，当欲望未得到满足，便以痛苦作结。愉悦，无论得到满足与否，总会以痛苦告终。愉悦的体验总是与悲伤交织。

2）塔帕（tāpa duḥkha）——主要由厌恶导致的痛苦或苦恼，进一步加重了痛苦。无论是痛苦或愉悦，都会导致其发生。其根源是各种苦。

3）萨姆斯卡拉（saṃskāra duḥkha）——这种痛苦由潜意识的印象引起。欲望永远存在；同样地，其印象也永远存在。从前的愉快或痛苦的经历储存在记忆中，这种记忆的印记产生执着和厌恶，再一次导致痛苦。

这些痛苦源自三德，即悦性、激性、惰性，三者相悖或彼此冲撞。主导的德构成人的个性。本性、行动、思想、行为、欲望、渴求都由这三德支配，三者之间互相碰撞，引起心理冲突，进而导致痛苦。

13. 痛苦的原因是什么？痛苦可以避免吗？

上述痛苦的根源，是将观照者认同于观照对象。智性是意识的一部分，是真我的工具。正如磁铁吸引铁石，世界上的物体吸引着智性。意识会不断向外跑，追逐着体验的对象。真我被诱入与外部世界的虚幻关系中，因此经验着苦与乐。这就是观照者（真我）被等同于观照对象，导致业（kārma）和报的过程。因此，苦、业、报、愉悦与痛苦的循环变得有黏性，智性被抓着，真我被等同于智性及其经历，与之混杂。如此，这一过程就相续不断并看似永无休止，直到观照者与观照对象分离。因此，观照者与观照对象的联合是痛苦的根源。

过去的痛苦和悲伤的问题已成过眼云烟，不会再次涌现。而过去的痛苦造成的影响则须以耐心来忍耐。我们现在面对或经历的痛苦无法彻底避免，但是可以通过瑜伽习练在一定程度上得到缓解。这些痛苦是过去业力的结果，我们不得不面对。但是，未来未知的痛苦，由于尚未降临，所以可以被避免。而今后我们一定要谨慎造业，免于陷入愉悦和痛苦之网。

14. 什么是dṛśya？

dṛśya是可被看见、可被认知的物质，被称为原质（prakṛti）。原质的基本组成部分是三德（triguṇa）——悦性、激性和惰性，分别表现为光明（prakāśa）、行动（kriyā）、惰性（sthiti）。原质及其三德有四个演化阶段，在演化过程中，未显的（avyakta）变为显现的（vyakta）。这个四个阶段分别是：

1.不显著的，未分化的，无特性的，本体阶段（aliṅga parva）；

2.现象的，分化的，显著的阶段（liṅgamātra parva）；

3.不具体的，不详细的（aviśeṣa parva）；

4.具体的，详细的，可区别的（viśeṣa parva）。

因此，原质演化出宇宙的粗糙和精微物质，以及行动器官、感觉器官、头脑，从而变得可知的dṛśya。

它可帮助观照者实现愉悦和解脱。

15. 什么是draṣṭā?

draṣṭā是观照者、知者、意识的精粹和要素，被认为是神我（puruṣa）。神我（puruṣa）是灵魂。这是个纯净的、未曾被染污的实体，不曾沾染任何杂质。它通过其媒介——来观看，而建立的这种连接旨在发现自己的真实本性。

16. 简要解释七重分辨洞察力。

错误地将观照者认同于观照对象是由无明（avidyā）造成的。它是缺乏灵性理解力的表现。观照者和观照对象的结合实际上是为了使观照者发现自己的真实本性。但是，良心（viveka）失败了，智性（buddhi）开始以真我自居。为了消除笼罩智性的无明，瑜伽修习者唤醒并点亮良心。良心是品德和正义的器官（dharmendriya），它是一种心理工具。通过唤醒良心，它可区分对与错，永恒与短暂，良善与邪恶。它是正直的，因此，从质上说，它高于智性。因此，它被称为品德和正义的器官，虽然它并非身体器官或细胞体。良心是分辨洞察，它是知识的觉知。良心发展出这特殊而具体的觉知，它分为七重，在《帕坦加利瑜伽经之光》中被阐释如下：

意识的七种状态：

	帕坦伽利	知识	整合阶段
1	产生意识 （vyutthāna）	身体知识 （śarīra jñāna）	身体的整合 （śarīra saṁyama）

2	调伏意识 （nirodha citta）	能量知识 （prāṇa jñāna）	感官的整合 （indriya saṁyama）
3	个体化的意识 （nirmāṇa citta）	头脑控制 （mano janan）	能量的整合 （prāṇa saṁyama）
4	宁静的意识 （praśānta citta）	智性的稳定 （vijñāna jñāna）	头脑的整合 （mano saṁyama）
5	专注的意识 （ekāgra citta）	经验知识 （ānubhavika jñāna）	智性的整合 （buddhi saṁyama）
6	分裂的意识 （chidra citta）	吸收生命的芬芳 （rasātmaka jñāna）	意识的整合 （citta saṁyama）
7	纯净的意识［paripakva citta（divya citta）］	真我的知识 （ātma jñāna）	灵魂的整合 （ātma saṁyama）

为了理解和体验意识的七个边界，帕坦伽利详细地解释了何为八支瑜伽修行，作为摆脱执着和痛苦，收获自在的方法。因此本章被称为修行篇。

17. 八支瑜伽有什么作用？为什么我们要练习八支瑜伽？

瑜伽的八个方面统称瑜伽八支。习练的结果是燃尽杂质（aśuddhikṣaya），知识闪耀（jñānadīpti）。

坚持长期、不间断、虔诚地习练八支瑜伽，不仅能带来关于身体、头脑、智性的知识和理解，还能消除其杂质，获得洁净。八支瑜伽照亮意识，令灵性知识的光芒破晓，使观照者得以在日后安住于内，散发光芒。

然而，在良心（viveka）未臻成熟之时，习练不可间断。换言之，习练应持续到认知自我之时。

18. 解释pratipakṣabhāvanam

禁制和劝制是限制和约束自我的方式。过往的印象使得人的思想、行动和行为与这些法则相违背。pratipakṣabhāvanam即是培养良好性情以抵御相反的思想、行动和行为。

19. 解释奉行禁制（yama）和劝制（niyama）的结果。

当修行者在心中建立起禁制和劝制的概念，并彻底奉行时，其心意即可得到转化。随着修行者尽可能完美地奉行禁制和劝制的准则，即会发生显著的个性转变，修行者将有所建树。

1）非暴力（ahiṁsā）——有他/她在场时，人和其他众生都会放下敌意。

2）真实（satya）——他/她所说的一切都有效力，且最终实现。

3）不偷盗（asteya）——即便他/她并没有意愿、希望或想法，珍贵的珠宝也会如雨而至，但对他/她而言，最珍贵的珠宝乃是美德。

4）净行/节制（brahmacarya）——净行带来知识、活力、勇猛、能量。

5）不占有（aparigraha）——奉行此规，我们可收获关于自己前世和来世的知识。

6）清洁（śauca）——身体和头脑的清洁能使我们对身体不再产生兴趣，避免与他人产生身体接触及性接触。修行的深度在战胜感官、心存善念、意识纯净的过程中进一步发展，令其成为洞见真我更为适宜的工具。

7）知足（santoṣa）——修行者在克服欲望的同时，产生极大的幸福感。

8）苦修（tapas）——苦行的意思是自我约束和自我控制。它会燃尽身体、感官、头脑中的杂质，使其升华、转化，令神性上升到一个新高度。

9）自我研习（svādhyāya）——引领修行者融于自己心心念念的神祇：至高灵魂。

10）敬奉神（īśvara praṇidhāna）——臣服于神能达至的完美三摩地。

20. 定义āsana。

āsana是指身体姿势的展现，即体式，目的是获得完美的身体稳定、智性稳定、灵性的良善。

21.什么时候可以认为āsana是完美的？

当有为成为无为，当有限之物与内在无限的观照者紧密接触之时，这个体式就是完美的。

22.根据帕坦伽利的理论，āsana的效果是什么？

帕坦伽利说，有志者能不被客观和主观的二元性所打扰影响。其身体、头脑、智性和意识保持与真我合一，不存在任何差异。

23.什么是prāṇāyāma?

prāṇa的意思是能量，āyāma的意思是扩展、伸展、上升、长度和宽度。因此，prāṇāyāma就是人体系统内生命力或能量的分布。

prāṇāyāma又指对入息、出息、屏息的调控。它是对入息、出息和屏息有控制的、精确的延长。

据说，只有体式达到完美后，才能练习调息。

调息主要基于三个动作：

1. bāhya vṛtti-recaka——呼气；

2. abhyantara vṛtti-pūraka——吸气；

3. stambha vṛtti-kuṁbhaka——屏息；

帕坦伽利解释了三种kumbhaka：

1. 呼气后的屏息（bāhya stambha vṛtti）；

2. 吸气后的屏息（abhyantara stambha vṛtti）；

3.（kevala kumbhaka）气息的完全悬停（bāhyābhyantara viṣayākṣpi），不受吸气或呼气的限制。

24.根据帕坦伽利的理论解释调息（prāṇāyāma）的效果

调息能揭开遮蔽知识之光的面纱。它摧毁妄想、无知、欲望和错觉，这些会使智性（jñāna）模糊不清。当面纱被揭开，内在的智慧光芒闪耀，专注（dhāraṇā）的习练即可变得轻松。

习练调息能令头脑成为适合于练习专注力的工具。

如果体式（āsana）是调息的必备步骤，那么调息则是专注的必备步骤。

25.解释pratyāhāra

制感（pratyāhāra）是指从引发感官兴奋的对象上收回感官与头脑。感官持续地与世间万象接触。感官天性外向。当它们被拉到相反的方向，就会从对象上撤出。它们不再追逐满足。它们对各自对象的滋味的兴趣淡化了，开始去帮助头脑向内探求。感官和头脑一起升华达到意识的状态，此时头脑变得足够成熟，可以进行灵性探索了。

26.什么是dhāraṇa?

dhāraṇā是专注。它意味着注意力集中在身体内外选定的点或者区域。

它是一个过程，在这一过程中，波动的思绪得到消除，实现专注于一点。

27.什么是dhyāna?

dhyāna是冥想。专注引领意识达到冥想。意识开始进入一点专注状态以后，注意力持续流向存在的核心。

冥想时，意识不允许、不接受、不吸纳、不转移、不采用任何其他的思想或对象的参与，除非是冥想对象。冥想过程更强调保持稳定、深远、坚定、冥思的观察。它是不间断的意识之流，最终流向它的主人——阿特曼（ātman）。

28.什么是samādhi?

samādhi是全神贯注。当注意力之流全神贯注于冥想对象，意识即失去了自我，与对象合一。冥想者沉浸在冥想的对象中。冥想者、冥想对象和工具合一。意识融于真我或核心之中，这个过程被称为三摩地或至臻圆满。

在这一状态下，意识在真我或阿特曼中消融了。在这里，意识没有了表达其身份的空间。

专注的持续便是冥想，而冥想的持续则是三摩地。

29.什么是saṁyama?

saṁyama是一个技术性词语，表示专注、冥想和全神贯注（三摩地）的结合。当专注（dhāraṇā）在冥想（dhyāna）中达到顶点，冥想在三摩地中达到顶点时，就被称为saṁyama。这三者彼此结合成为saṁyama。在这个境界中，三者不离彼此。

成就saṁyama之时，智慧和洞察的光芒璀璨地闪耀。这种认知和灵性的感知打开了觉知的新天地，带来了新的视角。这种特殊的认知或洞察被应用于许多领域来发挥效用。在物质世界（prakṛti）应用saṁyama会获得成就（siddhi）。如果saṁyama建立在真我之上，即引领我们通过无种三摩地（nirbīja samādhi）认知真我。

30.解释意识的转化。

意识的内容无疑就是念头。思考过程、与外部事物和人的接触、关系，以及所有经历的印象不断产生新的念头。正如磁铁吸引铁，人的经历在意识上产生的印象也会吸引念头。因此，意识的内容主要是印记或其效能，被称作印记（saṁskarās）。印记构成意识。印记在，心识（citta）就在；心识在，波动（vṛtti）就在。故此，转变意识的内容要先于抑制其波动。只要印记不消失，波动就不会停止。

前世今生的经历会在意识上留下印记。换句话说，经验时时刻刻都会在意识的居所中留下印记，而意识则会收集并存储这些印记，这些印记被称作徘徊印记（vyutthāna saṁskarā），这些向外且不受限的印记会潜在地统治着意识。

另一方面，意识有调控自身的天然特质，但是，此类情况却很少发生。因为我们很容易陷入波动，故而极少体验到这种调控，宁静往往是昙花一现。事实上，念头与念头之间存在着停顿，或长或短，就好像每个句子都有个句号。但是，我们往往不会留意到这些停顿。因此，调控的力量，亦称调伏印记（nirodha saṁskarā）就在不经意间溜走了。

这两股力量——徘徊印记和调伏印记在意识之中彼此交替。

我们需要了解并承认这些基本却特点鲜明的变化，从而使意识发生转化。意识的转化遵循非常严格的顺序，转化的顺序如下：

1）调伏转化（nirodha pariṇāma），它是两个念头之间的约束期。

2）三摩地转化（samādhi pariṇāma），从多点专注到一点专注的转化。

3）一点转化（ekāgratā pariṇāma），从一点专注到零点专注的转化。在这一状态下，意识（citta）只专注于一项内容，然后长时间保持专注于这项内容。

当升起的念头得到压制或调控的时候，在下一个念头升起之前，我们会体验到片刻的停顿。这是意识的安静状态。当这些停顿延长的时候，意识就会经历调伏转化。在这种停顿的状态下，徘徊印记处在悬停之中，意识调伏期被延长。在这个阶段中可体验无碍的宁静之流。

现在，意识已经不再那么外向，产生了一种多面的专注力。意识在多面和一点之间摇摆。当一点专注退却时，意识就在多点专注的范围中摇摆。尽管如此，它也不会回到外向的状态。

身体的元素层、感官以及头脑经历的转化是相似的。这三个转化阶段如下：

1) 转化达到高尚的状态（dharma pariṇāma），身体和感官回到原初的纯净状态。

2) 转化到对完美的觉知（lakṣaṇa pariṇāma）。

3) 保持在完美的状态中（avasthā pariṇāma）。

当身体元素层、感官和知觉与意识一起经历转化，它们也回到原初的状态。它们开始表现出性质的改变，不再向外。它们表现出调伏性，这被称作dharma pariṇāma。经历这种转变时，会有质的转化发生。身体和感官随即变得宁静。这被称作lakṣaṇa pariṇāma。最终发生完全的转变时，每一个感官都完全指向灵魂，这被称为avasthā pariṇāma。修行者达到了解脱的顶点，因为其身体、感官、头脑、智性、我慢、意识都已完全转化，达到完美的冥想，与灵魂对面而居。

第七章
哈他瑜伽之光

《哈他瑜伽之光》（Haṭhayoga Pradīpikā）的作者是斯瓦特玛拉摩（Svātmārāma），投身瑜伽之路的人们常常谈及此书，推荐此书。《哈他瑜伽之光》的写作年代在14世纪到16世纪之间。虽然这本书广为人知的书名是《哈他瑜伽之光》，但作者斯瓦特玛拉摩也常自己称之为《哈他之光》（Haṭhayoga Pradīpikā）。

这本书包含四章，但在有些地方据说还包含第五章，第五章阐述了瑜伽的理疗应用。

这四章被称作upadeśaśāstra，也就是教学方法。四章的具体内容如下：

prathamopadeśa——体位法技巧描述（āsanavidhi kathanam）

dvitīyopadeśa——调息法技巧描述（prāṇāyāmavihi kathanam）

tṛtīyopadeśa——身印技巧描述（mudrāvidhānam）

caturthopadeśa——三摩地的标志（samādhi Iakṣsaṇam）

婆罗门南达（Brahmānanda）是《哈他瑜伽之光》的第一位评注者，他的评注被称为《乔斯那》（Iyotsnā）。

第一章阐述体位法（āsana），体位法是八分支瑜伽（aṣṭāṅga yoga）中的一支，是我们现在要着重讨论的内容。第二章主要阐述调息法（prāṇāyāma），作者介绍了八种调息法（aṣṭa kumbhaka）。他还解释了净化身体的六种清洁法（ṣaṭkarma）。第三章讨论十种身印（daśa mudrā）的技巧，阐述身印对引导和唤醒内在的神圣能量昆达里尼（kuṇḍalinī）的作用。第四章是总结性的一章，指引修习者走向最高目标——三摩地。第四章主要阐述达到三摩地、谛听到秘音（nādānusandhāna）的有志之士身心灵的状态。修习者据此来评判自己的能力、水准、成就。

第一章体位法技巧描述主要围绕几个主题展开。斯瓦特玛拉摩列出了早期的老师（pūrvācāryas）——即瑜伽传承谱系中重要上师（guru paramparā）的名号。他还清晰地指出哈他瑜伽知识（haṭhayoga vidyā）和胜王瑜伽知识（rājayoga vidyā）不仅是修习步骤，还有相互依存的关系，缺一不可。

斯瓦特玛拉摩接着阐述了修习者应选择什么样的场所和氛围进行瑜伽修行，如何避免外界干扰。之后，他并没有忘记提醒修习者必须遵循的道德、心理、伦理规范，这些规范与帕坦伽利（Patañjali）的禁制（yama）和劝制（niyama）所指并无二致。

帕坦伽利把体位法列为八分支中的第三支，而斯瓦特玛拉摩将之列为首位（prathamāṅga）。为了确立体位法的重要地位，斯瓦特玛拉摩专门用了整整一节列出那些习练体位法的瑜伽士，比如玛司延德拉尊者（Matsyeṅdranātha），以及像拿拉达（Nārada）、瓦希斯塔（Vaśiṣṭa）、雅迦瓦克亚（Yājñavalkya）等圣人和先知。

随后斯瓦特玛拉摩列举了各个体位的名字、技巧方法以及功效。

随着每个体式的精进，修习者会进一步朝着内在的方向取得进步。就行为、性格、心理状况和水准而言，有规律的修习者会发生日新月异的变化。斯瓦特玛拉摩陈述了这样的转化是如何发生的，修习者是如何开始获得自我控制的。同时，斯瓦特玛拉摩告诫修习者不应毫无必要地过度自律，因为过度自律可能会变成痛苦，带来自我折磨和苦楚。瑜伽并不是自我折磨的过程。每个人都可以习练瑜伽，无论年龄大小，无论是否残疾，无论有什么弱点。

对那些声称自己是瑜伽士但不习练的人，斯瓦特玛拉摩明确表示反对。

最后，斯瓦特玛拉摩回答了人们普遍关心的问题，即瑜伽要持续练习多久才可以。斯瓦特玛拉摩说，要一直修炼，直到达到三摩地，他把三摩地称为“胜王瑜伽（rājayoga）”。

关于《哈他瑜伽之光》的问与答

1.《哈他瑜伽之光》这本伟大专著的头三节，斯瓦特玛拉摩是如何开篇的？

斯瓦特玛拉摩在第一章头三节里首先向湿婆神（Shiva）顶礼，他把湿婆神称为阿迪纳塔（Ādinātha）。

第一节的第一个音是吉祥的“室利（śrī）”。斯瓦特玛拉摩宣告说，湿婆神向他的伴侣帕尔瓦缇（Pārvati）教授了哈他瑜伽知识。帕尔瓦缇是第一个瑜伽学生。通常人们认为《哈他瑜伽密典》（Haṭhayogatantras）就是以湿婆神与帕尔瓦缇的对话形式写成。

“哈他（haṭha）”由两个音节构成。“哈”的意思是太阳，“他”的意思是月亮。日月结合即瑜伽。但是，这两个音节具有更深的隐含意义，涵盖了人类的身心灵各方面。“哈他”代表了右脉（piṅgalā）和左脉（iḍā）——交感神经和副交感神经，对这两者的征服即哈他瑜伽。“哈他”也代表命根气（prāṇa）和下行气（apāna）——人身上的能量。命根气和下行气围合了整个身体的能量。命根气的活跃领域在头部（大脑），下行气的活跃领域在肚脐以下和双腿。命根气和下行气保护着人体能量，人体能量表现为热能、神经生物电能、重力、精力、能力、活力等多种形式。命根气清洁法（prāṇakriyā）和下行气清洁法（apānakriyā）分别代表呼气和吸气。平衡命根气和下行气，生命能量（prāṇa）随之得到征服。

“哈他”还有一层含义——“哈”，太阳，指的是阿特曼（ātman），灵魂。灵魂永不褪色。“他”，月亮，指的是意识（citta），或者意识的波动（vṛttis），当灵魂得到证悟，意识或意识的波动就会褪色、变小、最终不复存在。意识从真我那儿得到光或能量，把光反射到感官、心意、智性上。夜晚，月亮用太阳的反射光照亮地球。月亮的光来自太阳。所以我们能在月光下看见物体。与此类似，意识从灵魂那儿反射光，因此，意识被点亮，我们看到外在的物体。在这个意义上，月亮和意识都是分别依赖于太阳和灵魂的工具。不过，白天，太阳直接照亮地球。同样地，当意识看到或者面对太阳（灵魂）时，意识被点亮，只在太阳里看到自己的映像。日月合一。“当智性和灵魂同等纯洁，瑜伽士就获得了解脱（kaivalya），达至瑜伽的完美境地。”（参阅《帕坦伽利瑜伽经之光》第三章第56节第320页）。

“哈他”也意味着意志，战胜意志即哈他。哈他瑜伽知识和胜王瑜伽知识之间并没有严格的界限，两者相互引路，任何一方都不可偏废，因为它们互为成就彼此的前提。若要有所建树，二者缺一不可。

所以，《哈他瑜伽之光》第一节以吉祥的顶礼开始，告诉我们哈他瑜伽知识的第一个学生是帕尔瓦缇。

在第二节中，斯瓦特玛拉摩明确指出，哈他瑜伽的唯一目的是成就胜王瑜伽。这里，“哈他”代表太阳和月亮。日月分别代表交感神经系统和副交感神经系统，或者也可以说，“哈”，太阳，指中枢神经系统，“他”，月亮，指自主神经系统和周围神经系统。因此，哈他就是对身体和神经的征服，而raja代表灵魂意为王。阿特曼是居住在每一个体里的王。

哈他瑜伽通向消融（prakṛtilaya），胜王瑜伽通向灵魂证悟（puruṣajaya）。只有征服原质（prakṛti），才可能感受到神我（puruṣa）。换言之，只有征服身心，才可能证悟灵魂。

第三节重申了同样的观点，并给出了重要的提示。斯瓦特玛拉摩说，瑜伽修行者内心对自己的习练存有冲突和疑惑，在黑暗中徘徊着寻找灵魂（胜王瑜伽），但修行者不了解，没有哈他瑜伽，胜王瑜伽如无本之木；另一方面，不往胜王瑜伽的方向前进，习练哈他瑜伽将徒劳无功。

简而言之，瑜伽习练的目的是征服原质和神我，因此不能忽视对身体、头脑、智性、私我意识（asmitā）、意识的修练。征服的目的在于证悟灵魂。

头三节非常清晰地阐明了《哈他瑜伽之光》一书的主题和目的。

2. 斯瓦特玛拉摩在瑜伽传承谱系中列举了哪些瑜伽士？

斯瓦特玛拉摩提到的上师传承谱系，其中主要是纳塔派（Nāthapanthi）瑜伽士，但并不全是纳塔派，他也提到了像瓦斯希塔这样的先知和圣人。

斯瓦特玛拉摩列举的大师中，玛司延德拉尊者和高罗克萨尊者被公认来自纳塔派。他们是哈他瑜伽的开创者。这里“哈他瑜伽”是广义的，包含胜王瑜伽。

瑜伽知识由湿婆神传给玛司延德拉尊者，后者再向下传给萨巴罗尊者、阿南达哈罗瓦尊者、考朗吉尊者、弥纳尊者、高罗克萨尊者、维茹帕克萨尊者、毕勒萨亚尊者、曼塔纳尊者、贝罗瓦尊者、悉地尊者、佛陀尊者、坎塔迪尊者、考朗塔卡尊者、桑罗南达尊者、悉地帕达尊者、卡帕提尊者、卡内瑞尊者、普周阿帕达尊者、尼提亚那塔尊者、尼冉迦纳尊者、卡帕利尊者、彬顿纳塔尊者、卡卡克迪斯瓦罗尊者、阿拉玛尊者、高达考利尊者、廷提尼尊者、巴奴基尊者、那罗德瓦尊者、卡尼达尊者、卡帕利卡尊者以及其他的成就者（siddha）。

之后，在第18节讲到体位法的话题时，斯瓦特玛拉摩再次提到了先知和圣人。

这样，斯瓦特玛拉摩清楚地强调了哈他瑜伽并不只是纳塔派在习练，先知和圣人也在习练。

3. 哈他瑜伽适用的对象有哪些？

哈他瑜伽适用于受到三种类型的苦痛（tāpa）折磨的人。

4. 三种类型的痛苦（tāpa）是什么？

这三重的痛苦梵文名字分别是ādhyāmika、ādhibhautika、ādhidaivika。

心生之疾(ādhyāmika)关乎身心。身心疾病和心理疾病属于这个类别。元素失衡之疾（ādhibhautika）指的是像飓风、暴风雨、中暑、洪水这些环境元素造成的苦痛。这类痛苦的根源主要是自然的狂怒。天生之疾(ādhidaivika)是由我们自己的业力（kārma）招致的疾病。这类痛苦源自俗世的影响。

心生之疾是自作自受的疾病。由于自身的疏忽，导致了身体和心理的疾病。元素失衡之疾主要发生在元素层，由元素层的实体引发，包括所有的行星、动物界等。天生之疾来自我们自己的业力和命运。

5. 为什么瑜伽被视为秘传学科？

这是因为瑜伽是神圣的。如果随意传授，可能会遭到误用和滥用。之所以秘传，是为了维护瑜伽的纯粹和圣洁。

瑜伽这门学科必须跟随上师学习。斯瓦特玛拉摩自己提到他是如何以传统的方式向他的上师学习的。尽管有《哈他瑜伽之光》这本书可读，但斯瓦特玛拉摩还是坚持要得到上师的亲传。

在另一方面，上师必须要判断弟子准备是否充分、资质是否足够。评注者们说哈他瑜伽知识只能传给那些完美地遵守禁制和劝制的行为准则的人。遵守伦理和自律对哈他瑜伽也至关重要，原因显而易见的。

6. 斯瓦特玛拉摩认为瑜伽习练的环境条件应该怎样，或者说应该在怎样的修道院习练瑜伽？

氛围、环境、场所等外部因素应该有助于习练，这样修习者才不会分心。

修习者应有一间瑜伽小屋（matha）或修道院。在当代背景下，我们说修习者的住处要有一间不受干扰的小屋用于习练。如果条件达不到，那么，正如《瑜伽之光》提到的那样，要有一块干净、没有昆虫、通风、地面平整的地方，用于习练。

斯瓦特玛拉摩指出，修习者应当独居。独居便于与外界隔离、不受干扰，这样修行人就可以免受外界干涉，修炼中保持某种自律，不离核心。

修道院周围不应有岩石、水和火。岩石会散热。修道院下午不能太热。水会把修道院弄得潮乎乎、湿漉漉。如果距离河道很近，雨季可能会遭受洪灾。那样修习者就没有修炼的场所了。火可能会让修道院很热或者被烧毁。斯瓦特玛拉摩认为，修道院不应靠近地震多发地区或靠近火山。换言之，斯瓦特玛拉摩希望修习者避开自然灾害(ādhibhautika)。

瑜伽小屋应有小门，不应开窗，以避免声音、光线、风等干扰。古时候，自我保护非常重要。如果有太多门窗，修习者就得守护自己，防范潜在危险。墙壁上不应有洞，否则，蚂蚁、蛇、老鼠、昆虫就能自由出入，修习也可能由于外界造成的痛苦（ādhibhautika）而导致问题。

瑜伽小屋不应过高，否则修习者可能就得攀爬；也不应过低，人多的地方有噪音，干扰修行。地面要干净、平整、免受昆虫和灰尘之扰。斯瓦特玛拉摩要求弟子们在地板上涂奶牛粪。印度以前房屋地面都是泥地，涂上牛粪，可以让房屋凉爽、免受蚊虫叮咬。水泥地面或瓷砖地面会破坏身体里的风（vāta）、火（pitta）和粘液（śleṣma），牛粪地面不会让身体变得僵紧，造成身体疼痛。

小屋外要有一个小走廊和坐处。坐的地方应稍高些，让修习者可以坐下。小屋附近要有一口水井，水井要有围墙，以免遭受缺水之苦。小屋应有草木鲜花环绕，使修行者内心平静。

此外，修习者应选择有国王（政府）管理的地区（城市、森林、山丘），免受敌人之扰。修习者应避开各种政治影响。所选之地，人民应虔诚做事，保持圣洁；应当水足粮丰；不受盗贼老虎之害，免生烦恼，以便按照上师的指引，专心习练。

7. 若要成功修行，哪些事项瑜伽修习者不宜为之、哪些应遵守奉行？

斯瓦特玛拉摩在阐释禁制和劝制之前，先解释了六类不为之事和六类宜行之事，以自我规约，令瑜伽修习不断，有所成就。时至今日，这“六为”“六不为”仍然具有重要的意义。

六不为：

1）atyāhāra——不应饮食过度。食物摄入不应超过必需的量，吃饭的目的只是为了消除饥饿。食物应当富有营养。在这一章后文中，斯瓦特玛拉摩具体解释了什么是合适的饮食。

2）prayāsa——不应劳作过度。要避免体力劳作。劳作过度可能会导致疲乏，就没有精力习练瑜伽了。

3）prajalpa——不应说话过度。说话不仅会消耗肺、胸、喉，还会增加身体里的风（vāta）。说话伤气，可能会放松对言语的控制，或者漫无边际地瞎聊，或者为了逞口舌而争论。说话过度会导致言语污染。

4）niyamāgraha——不应为誓言所缚。有些誓言违背自己天性、有害身体、导致三种体液［tridoṣa：风（vāta）、火（pitta）、粘液（kapha）］和七大组织［sāptadhātu：淋巴（rasa）、血液（rakta）、肌肉（māṁsa）、脂肪（meda）、骨骼（asthi）、骨髓（majjā）、精液（śukra）］失衡，比如清早冷水沐浴、晚间大吃一顿、滴水不进、或者彻底断食等。所有这些严苛的苦行给人增加了紧张和压力，将带来危害。

5）janasaṅga——不应社交过度，不要与随便的人为伍。这样的同伴可能会影响心智，分散注意力。

6）laulyam——不应心浮气躁。人往往自然而然地就放纵自己，这是一个弱点。由于善变贪婪，我们很容易就屈服于诱惑。修习者应当注意不要放纵自己。

“六为”：

1）热情（utsāha）。修习者要心态开朗，不断努力投入习练。修习者心理上不应感到厌烦，身体上不应感到疲劳。

2）耐心（sāhasa）。修习者应当坚韧不拔，心态成熟。

3）勇气（dhairya）。勇气是非常重要的品质。恐惧是巨大的障碍。出于恐惧，修习者可能钻空子，中断习练。要稳定习练，深入钻研，找到实相，这些都需要勇气。修习者常常不愿面对自己的缺点。

4）正知（tattvajñāna）。通过知识、正道、正确的方法获得理解非常重要。修习者应该有强烈的愿望去寻找实相。

5）果断（niścaya）。实践上师教授的内容，决心和坚定的信念很重要。疑惑、受他人的影响、缺乏信心，这些会导致犹豫动摇。因此，修习者做决定要坚定果断。

6）远离世俗人群（janasaṅga parityāga）。斯瓦特玛拉摩要求修习者弃绝过多的人际交往，以免被反对瑜伽的思想观念动摇。修习者甚至都不应展示自己瑜伽上的成绩和成就，因为非修习者可能会发表对立的、无益的意见。

所有这六类宜行之事，将帮助修习者朝着正确的方向前进，取得更大的进步。

在这一章中，斯瓦特玛拉摩还引用了高罗克萨尊者的话："远离邪恶之地，远离坏人，避免烤火、性关系（过度纵欲）、长途旅行、清早沐浴、断食，避免导致身体疼痛疲乏的体力活动。"简而言之，就是建议修习者要管好自己的生活。

8. 斯瓦特玛拉摩关于禁制和劝制的看法是什么？

对于禁制和劝制，有两种版本的说法。一种说法是，斯瓦特玛拉摩接受瑜伽的科学所阐述的十条禁禁制和劝制。另一种说法是，斯瓦特玛拉摩认为禁制和劝制是必要的两支，已被修习者践行，所以把体位法作为第一支。

十禁制：

1）非暴力（ahiṁsā）；

2）不说谎（satya）；

3）不偷盗（asteya）；

4）不纵欲（brahmacarya）；

5）宽恕（kṣama）；

6）思维稳定（dhṛti）；

7）慈悲（dayā）；

8）坦率（ārjava）；

9）饮食均衡（mitāhāra）；

10）洁净（śauca）。

十劝制：

1）苦行（tapa）；

2）满足（santoṣa）；

3）信念（āstikya）；

4）慈善（dāna）；

5）祈祷，向神臣服（īśvara pūjana）；

6）听从经典教诲（siddhānta vākya śravaṇa）；

7）谦逊（hrī）；

8）明智（mati）；

9）唱诵曼陀罗（mantra japa）；

10）遵守誓言，自律（vrata）。

9. 体位习练有什么效果?

斯瓦特玛拉摩认为，体位练习会带来稳定、健康和身体的轻盈感。这里他已明确指出轻盈感指的是身体，所以要特别说明：稳定和健康是指身心两方面。

因此：

1）身心的稳定（sthairya）；

2）身心的健康（ārogya）；

3）身体的轻盈（aṅgalāghava）。

10. 斯瓦特玛拉摩提到了哪些体位?

斯瓦特玛拉摩说，瓦斯希塔等先知和玛司延德拉尊者等瑜伽士都习练了他列出的体位。

他列举的体式如下：

1）万字吉祥式（Svastikāsana）

2）牛面式（Gomukhāsana）

3）英雄式（Vīrāsana）

4）龟式（Kūrmīasana）

5）公鸡式（Kukkūtāsana）

6）仰龟式（向上龟式）［Uttāna Kūrmasana (Garbha Piñdāsana)］

7）弓式（拉弓式）［Dhanurāsana (Ārkarṇa Dhanurāsana)］

8）鱼王式（Matsyendrāsana）

9）背部伸展式（Paścimottānāsana）

10）孔雀式（Mayūrāsana）

11）挺尸式（Śavāsana）

12）至善坐（金刚坐，解脱坐，守护坐）［Siddhāsana (Vajrāsana，Muktāsana，Guptāsana)］

13）莲花式（闭莲式）［Padmāsana (Baddha Padmāasana)］

14）狮子式（Siṁhāsana）

15）绅士式（Bhadrāsana）

上述体位都出现在第一章。但第二章提到了幻椅式（Utkaṭāsana），这样加起来一共16个体位。

第三章除了阐释十种身印的技巧，还提到了倒箭式（Viparīta Karaṇi）。所有的倒立体位都属于这个类别。因此，头倒立（Śirṣāsana）和肩倒立（Sarvāṅgāsana）都属于倒箭式。

11. 修习者开始哈他瑜伽第一个方面——体位法的练习之前，应当如何饮食？

初学者常问到饮食的问题。在开始习练之前，人们认为应当限制饮食。他们担心因为垂涎美食而控制不住饮食，所以对瑜伽望而却步。我们要强调的是：你的舌头，可以用练习来控制。

斯瓦特玛拉摩在第一章指出了这一点。他说，如果专心体位习练，会征服身体的疲乏，就可以继续前进，去习练调息法和瑜伽的其他方面了。在这个阶段，修习者要注意节制、饮食有度、弃绝世俗欲望、不追求行动之果、专注瑜伽。这非常清楚地表明，体位习练是基础，是深入瑜伽其他方面必需的基础。接下来，他开始阐述瑜珈修行中的饮食之道。

修习者应当食用可口的、甜的、滋润的食物，食用之前，要先把食物供神。饮食不为自我满足，不为满足味蕾，其目的在于满足内在的神、灵魂（antaryāmin）。固体食物只应占据胃二分之一的空间，剩下的一半空间要留给空气和水。

修习者要避免饮食过度，勿食苦的、酸的、辛辣的、烫的食物，勿食绿叶蔬菜、槟榔果和叶、油、芝麻、芥末、酒、鱼、动物（比如山羊）的肉、凝乳、酪乳、鹰嘴豆、枣、油腻的甜食、阿魏一种辛辣刺激的香料、大蒜。这些食物无益健康。还要避免反复加热的、干的、咸的、酸的、不新鲜、腐败的食物。甚至生吃蔬菜都不适合瑜伽习练。

适合瑜伽士的、可口的食物包括：小麦、大米、牛奶、酥油、糖果、黄油、蜂蜜、干姜、黄瓜、五种印度调味香草［jīvantī，vāstu，matsykṣi(mulyakṣi)，meganād，punarnavā］以及绿色鹰嘴豆。

食物应当香甜，富有营养，滋养润滑。另外，还推荐奶牛的奶和奶制品，它们可使七大组织得到滋养。

12. 斯瓦特玛拉摩认为什么样的人有资格习练瑜伽?

既然人人都需要健康，希望过健康的生活直到生命结束，所以没人会被排除在瑜伽大门之外，也没人不配练瑜伽。不管是年轻人、老年人、垂暮之人、病人、残疾人还是体弱者，所有人不仅可以练习，更可以期冀在瑜伽之路上取得成就。瑜伽习练不受年龄的限制。瑜伽习练包括体位法、调息法［斯瓦特玛拉摩称之为“住气法（kumbhaka）”］和身印。瑜伽习练的目标是达至三摩地。因此，斯瓦特玛拉摩说，修习者要不知疲倦地练习瑜伽的所有方面。同样，他强调应当真诚而投入地习练。他说，只阅读书籍或经典获得理论知识，瑜伽不会有所成。

此外，身着藏红袍，假扮瑜伽士，高调谈瑜伽，这些无助于实现瑜伽的目标。只有积极的练习才会带来瑜伽修习的成功。习练应当包括瑜伽的所有方面。斯瓦特玛拉摩再次强调说，修习者应当练习体位法、调息法、身印，直到抵达最终目标。

13. 简述斯瓦特玛拉摩认为体位练习会带来哪些效果。

斯瓦特玛拉摩解释体位技巧的文字篇幅很短。尽管如此，他非常清楚地提到了身体的每一个部位，以及阐明了这些部位在体位练习中应怎样动作。他指出，体位技巧本身就会带来适当的结果，会在所有的层面——道德层面、身体层面、心理层面、智性层面、灵性层面——影响修习者。

斯瓦特玛拉摩在介绍体位法之初，谈到了稳定、健康、轻盈。就其他体位的效果而言，他只详谈了鱼王式（Matsyendrāsana）、背部伸展式（Paścimottānāsana）、孔雀式（Mayūrāsana）、挺尸式（Śavāsana）、至善坐（Siddhāsana）、莲花式（Padmāsana）的功效。后来，在第三章中，他阐述了倒立体位［他称为倒箭式身印（Viparīta Karaṇi Mudrā）］的功效。

1）吉祥式：在这个双腿交叉的体位中，肌肉保持柔软而平衡，挺拔（rjukāya）而协调（samāsina）。

2）鱼王式：也叫（Paripūrṇa Matsyendrāsana）。该体位刺激和点燃胃火，从而增进食欲。能消除各种可怕的疾病；帮助唤醒昆达里尼，稳定左脉（iḍā nadi），让身心清凉。

3）背部伸展式：该体位令背部强壮且精力充沛，因为它会导致能量在脊柱里流动。它能点燃胃火，使腰腹苗条，帮助修习者摆脱疾病的困扰。

4）孔雀式：该体位消除脾胃的疾病，消除因多余的风、火、土导致的疾病。斯瓦特玛拉摩说，该体位能点燃胃火，强大的胃火能消化不健康的、超量的、甚至腐败变质、有毒的食物。虽说“毒”一词有些夸张，但它能够说明消化系统可以变得多么强大有力。

5）挺尸式：消除心理疲劳，让意识安静平和。

6）至善式：净化72000条经脉。是调息法和冥想的推荐体位，因头脑、智性、能量都将以此体式得到引导，帮助修习者获得解脱。

7）莲花式：可消除所有疾病，帮助修习者唤醒昆达里尼。

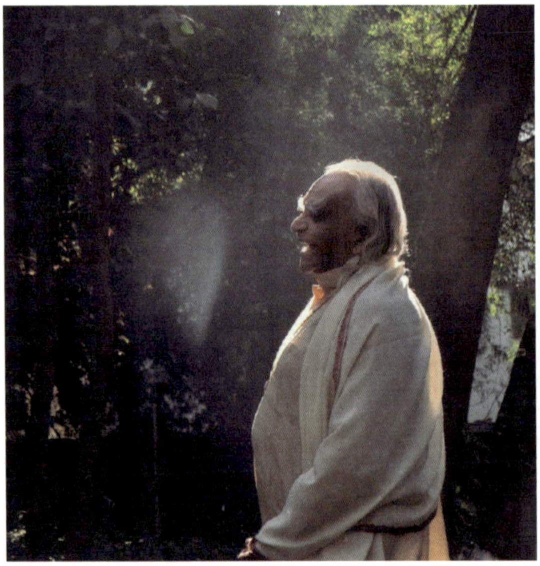

第八章

解剖学学习

阅读作业

- 《艾扬格女性瑜伽》，吉塔.S.艾扬格著，第5章和第8章；
- 《帕坦伽利瑜伽经之光》，B.K.S.艾扬格著，第292—293页，附录14；
- 《调息之光》，B.K.S. 艾扬格著，第6章，第12～14点，第3章，第4章，第1～7点；
- *Light on Astanga Yoga*，B.K.S. 艾扬格著；
- *Iyeugar-His Life and Work*，B.K.S. 艾扬格著。第一章瑜伽和阿育吠陀疗法的相似性，第二章瑜伽理疗，第三章瑜伽和阿育吠陀；
- 《艾扬格瑜伽入门教程》，B.K.S.艾扬格著。第三卷第三章《瑜伽和阿育吠陀》；
- *To Glorious years of Yogacharga* ，B.K.S.艾扬格著。第一章《阿育吠陀和瑜伽》，第二章《瑜伽与医学科学》；
- *Yoga for Children*，Swati和Rajiv Chanchani著，第123和124页；
- *Understanding Yoga through Body* Knowhedge，Dr. S. D.Telang著；
- 所有好的解剖学书籍。

人类的瑜伽哲学

根据数论派（Sāṁkhya）哲学，人类由25个渗透着悦性、激性和惰性的成分组成：

puruṣa（jivātmā）——原人，或个体灵魂；

mūla prakṛti（avyakta）——原质，自然天性、尚未进化的物质；

buddhi（mahat）——智性

ahaṁkāra——小我

pañca tanmātra——5种精微元素［听觉（śabdha）、触觉（sparśa）、视觉（rūpa）、味觉（rasa）、嗅觉（gandha）］

pañca mahābhūta——5种粗钝元素［土（pṛthvi）、水（āp）、火（tej）、风（vāyu）、空（ākāśa））］

pañca jñānendriya——5种知觉器官（鼻子、舌头、眼睛、耳朵、皮肤）

pañca karmendriya——5种行为器官（双脚、双手、发声、生殖和排泄器官）

manas——心意

悦性、激性和惰性在一种均衡状态中振动（vibrate），从而使自然天性mūla prakṛti演变为智性（mahat）。这些振动的能量被称为宇宙能量（prāṇa）和宇宙智慧 (mahat)。这些宇宙能量进一步渗透进化，以五种主要的风（pañca vāyus）和五种辅助的风（pañca upavāyus）的形式，激活身体进行新陈代谢，产生新的能量。

身体的功能都依赖于这些风（vayus）。五种主要的风包括：命根气（prana），下行气（apana），遍行气（vyāna），上行气（udāna）和平行气（samāna）。五种辅助的风包括纳伽（naga），库尔玛（kūrma），克里卡拉（kṛkara），提婆达多（devadatta）和达纳玛伽雅（dhanaṁjaya），对主要的风起着支持作用。

命根气在心脏区运动，控制着呼吸并吸收着重要的大气能量。下行气在下腹部运动，控制着尿液、精液和粪便的排泄。中住气居住在躯干的中央，为消化和吸收拨动胃火。上行气在上胸腔和喉咙区域，它控制着空气和食物的摄入。遍行气遍及整个身体，把来自空气和食物的能量分配到全身。辅助的风执行以下功能：纳伽通过打嗝释放腹部压力；库尔玛控制眼睑活动来阻挡外物和过强光线进入眼睛；克里卡拉避免打喷嚏或咳嗽时有东西从鼻道进入身体；提婆达多通过打哈欠来摄取更多的氧气；达纳玛伽雅留在身体里，导致尸体膨胀。

自然天性（prakṛti）的进化可以进一步清晰地进行讲解。这里我们用表格的形式概括了数论派（Sāṁkhya）哲学、瑜伽、阿育吠陀关于宇宙起源的学说，以及我们自己的阐述。这些观点并没有原则上的不同，而是对宇宙起源进行各自的阐述。

1.数论派洞见（Saṁkhya dārśana）

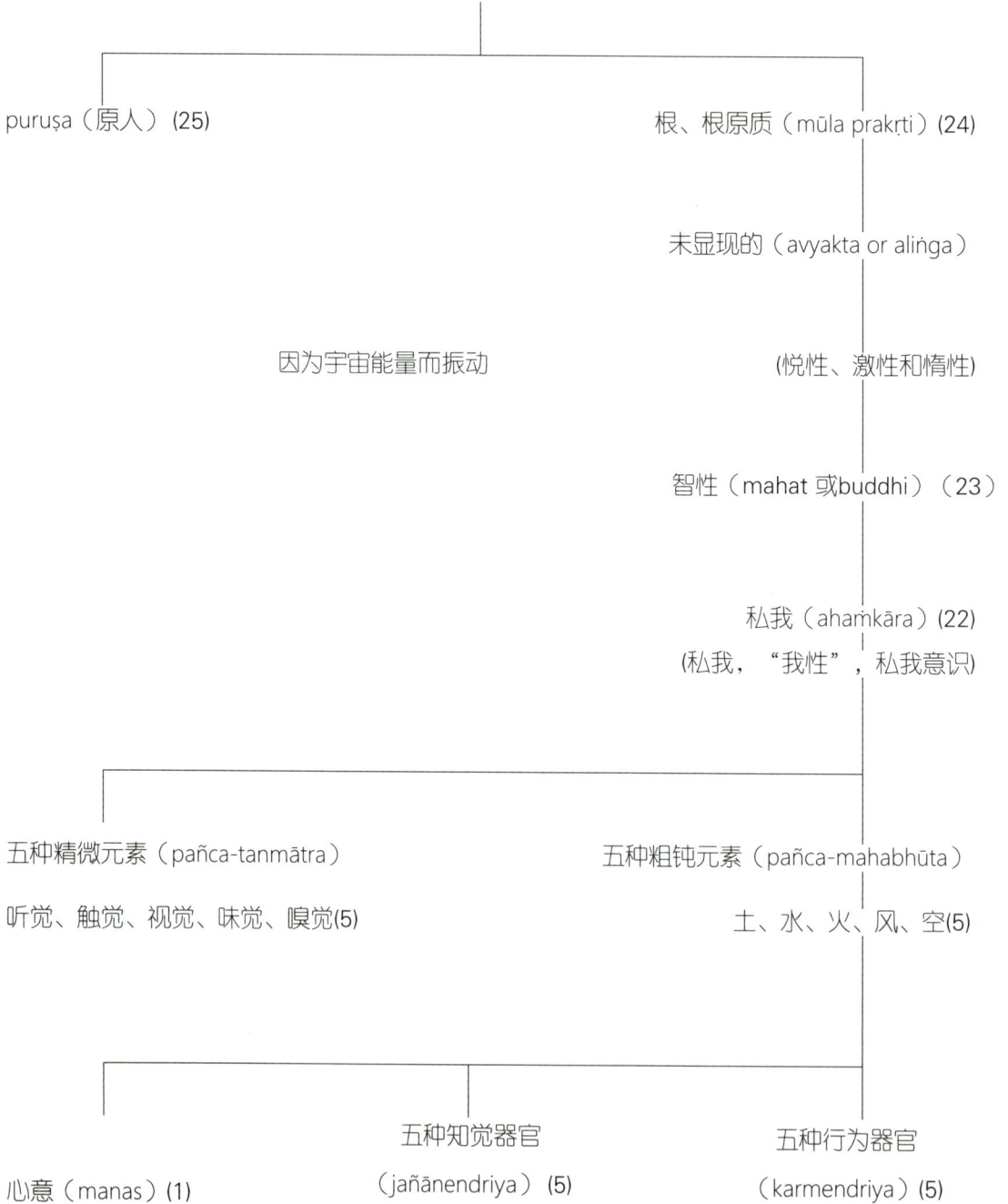

- puruṣa（原人）(25)
- 根、根原质（mūla prakṛti）(24)
  - 未显现的（avyakta or aliṅga）
  - 因为宇宙能量而振动
  - (悦性、激性和惰性)
  - 智性（mahat 或buddhi）（23）
  - 私我（ahaṁkāra）(22)
  - (私我，“我性”，私我意识)
    - 五种精微元素（pañca-tanmātra）
      - 听觉、触觉、视觉、味觉、嗅觉(5)
    - 五种粗钝元素（pañca-mahabhūta）
      - 土、水、火、风、空(5)
        - 心意（manas）(1)
        - 五种知觉器官（jañānendriya）(5)
        - 五种行为器官（karmendriya）(5)

2.瑜伽洞见（Yoga dārśana）

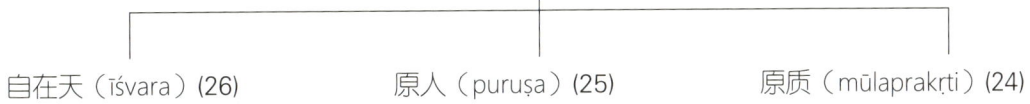

- 自在天（īśvara）(26)
- 原人（puruṣa）(25)
- 原质（mūlaprakṛti）(24)

3. 根据阿育吠陀（Āyurveda）

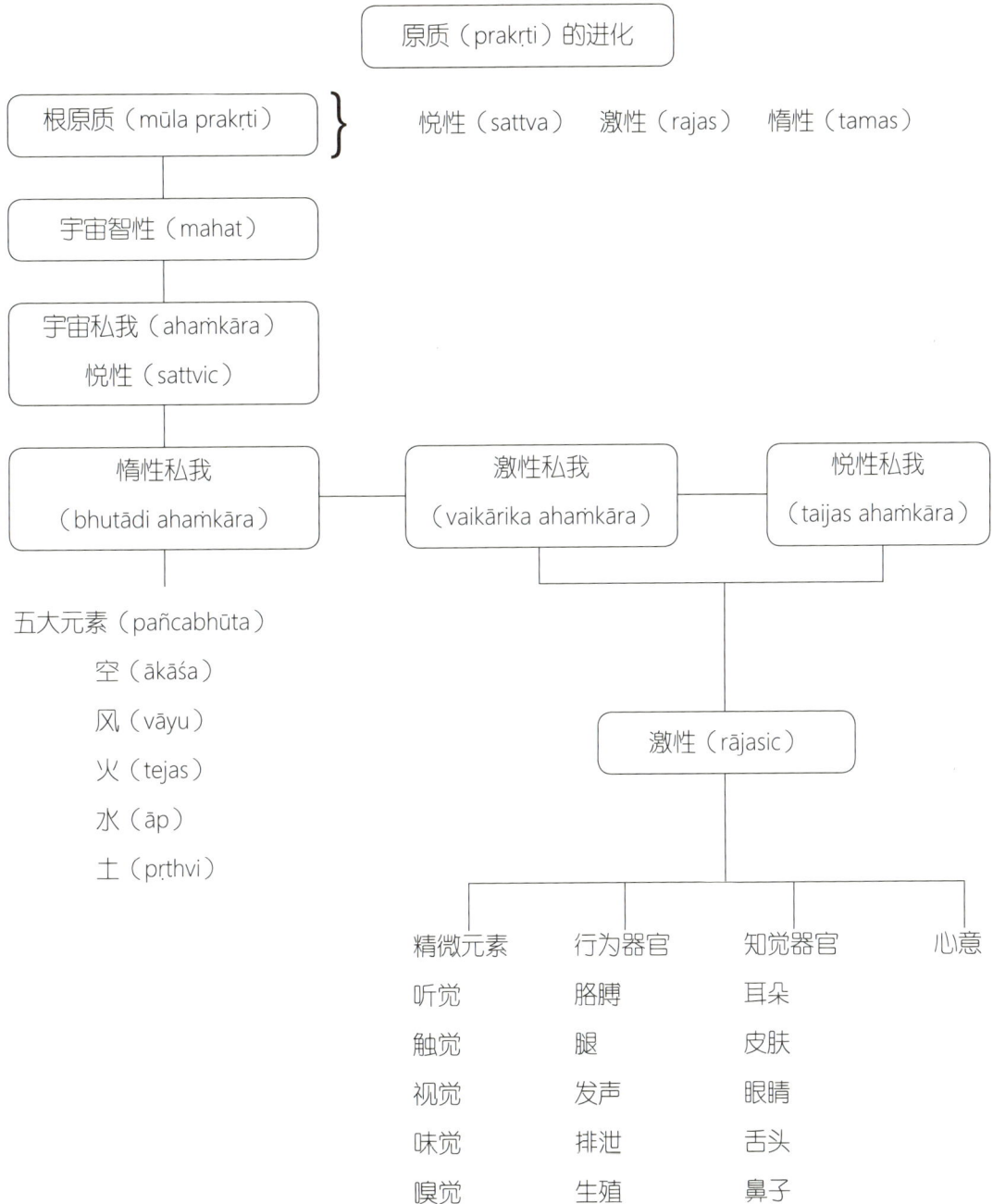

原质（prakṛti）的进化

根原质（mūla prakṛti）：悦性（sattva） 激性（rajas） 惰性（tamas）

宇宙智性（mahat）

宇宙私我（ahaṁkāra）
悦性（sattvic）

惰性私我（bhutādi ahaṁkāra） — 激性私我（vaikārika ahaṁkāra） — 悦性私我（taijas ahaṁkāra）

惰性私我（bhutādi ahaṁkāra）：

五大元素（pañcabhūta）
- 空（ākāśa）
- 风（vāyu）
- 火（tejas）
- 水（āp）
- 土（pṛthvi）

激性私我、悦性私我：

激性（rājasic）

精微元素	行为器官	知觉器官	心意
听觉	胳膊	耳朵	
触觉	腿	皮肤	
视觉	发声	眼睛	
味觉	排泄	舌头	
嗅觉	生殖	鼻子	

4. 根据《瑜伽花环》（Aṣṭadaja Yogamālā）第二卷

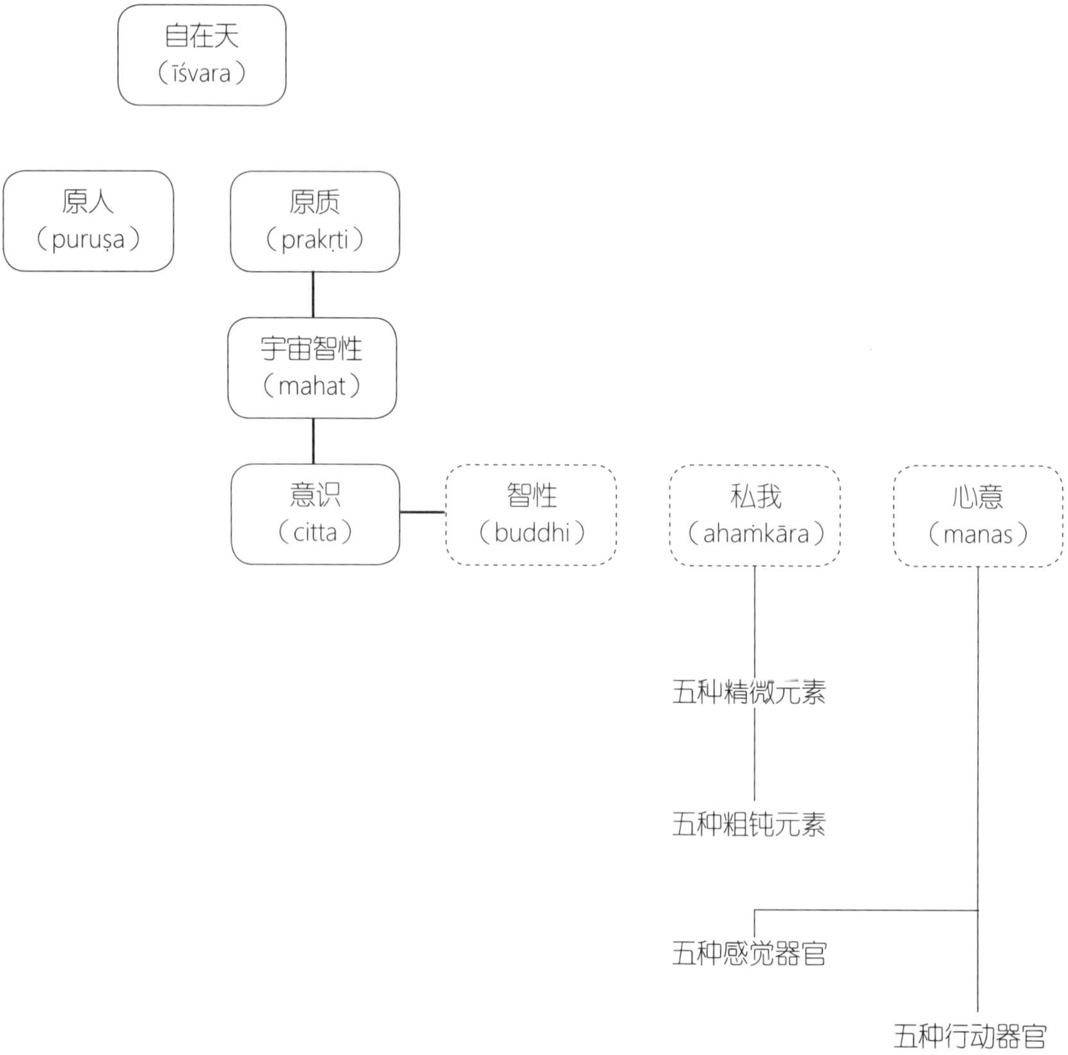

健康

要达到人类生存的四个目的或目标［学习伦理、道德与社会的责任（dharma），赚取世间钱财（artha），追求生活快乐（kāma）和最终的自由或幸福（mokṣa）］，必须保持身心健康。身体健康意味着身体和心理的双重健康。当一个人可以遵守伦理规章、保持道德标准以及履行社会义务，标志着他的身心是处于平和状态的。所以，根据《秃顶奥义书》（Muṇḍakopaniṣad），弱不禁风之人是无法走上自我了悟之路的。

健康的定义是：处于身心功能和谐，朝向自我目标的状态。

不健康或疾病则是身心正常功能受扰的状态。阿育吠陀认为，体液(doṣa)或组织（dhātus）的量过多或过少，流动过快或运作受阻，都会带来不平衡，会导致不适，引发疾病。

阿育吠陀将健康定义为五个因素的均衡：

1. 体液（tridoṣa）：风、空（vāta），胆汁、火（pitta），粘液（śleṣma）或水（kapha）；

2. 身体多汁的分泌物和组织（sapta dhatu），根据阿育吠陀，人体内有13个通道［血管（śrotas））］携带物质穿过身体。包括：淋巴（rasa）、血液（rakta）、肌肉(māṁsa)、脂肪（meda）、骨骼（asthi）、骨髓（majjā）、精液（śukra）或卵子（śoṇita）；

3. 消化、排泄、新陈代谢（agni）；

4. 感官明晰和纯净；

5. 心态（mind）平静柔和。

有了Heyaṁ duḥkhamanāgatam（《瑜伽经》第二章第16句经文：尚未降临的痛苦是可

以避免的），帕坦伽利告诉我们未来的痛苦可以也应该被避免。这一点，可以通过身心的完美平衡与合作来实现，身心平衡可以建立人的稳定、镇静和坚定的品质。

解剖学术语

整个身体是坚硬和灵活这两种品质神奇的融合。它完整地包含了基本物质的三大种类：固体、液体和气体。身体的内部器官被紧密地包裹着，然而又可以自由而轻松地运作。骨骼和肌肉框架提供了支撑和保护，同时也为肌肉、韧带、肌腱的附着提供了支架，有了它们，骨头（由于关节的作用）才能进行各种方位的运动。人体运维各种功能所需的基本养分和能量通过肺部进入身体，在肺里，氧气和二氧化碳巧妙地通过渗透作用进行交换，所以新鲜的氧气被传送到身体的每个细胞，二氧化碳则通过呼气被送返大气层。更多的热能通过消化系统来提供，该系统对维持生命必不可少的营养物质进行消化、搅拌、吸收、分类、筛选、转化，并各按所需进行传送，最后把废弃物质排出身体。

这一整套复杂的气体、液体和固体之间的交互作用发生在身体每一个细胞的微小世界里。细胞核位于细胞中心，内含有基因，细胞核控制了整个充满活力的“细胞城”。除了细胞核，细胞还包含了一些悬浮在细胞质里的细胞器，细胞器是一个像被细胞膜束缚住的胶状物，它是细胞的外壳。这些细胞器包括滑面内质网或粗面内质网，溶酶体（内含的溶菌酶是用来分解那些有害的物质）、脂肪微粒、线粒体、高尔基体。在细胞里有许多化学运动在进行，而且还有细胞间不间断的物质和气体的交换。细胞就像一座不眠之城。

细胞是生命的基本单位。身体是由100多种100万亿个完成不同功能的细胞组成。每个细胞对刺激产生反应，把养分转化成能量，成长和再生。

细胞群聚在一起结成组织，每个组织都为特定的功能而生。相关的组织结合，形成适合特定任务的器官。

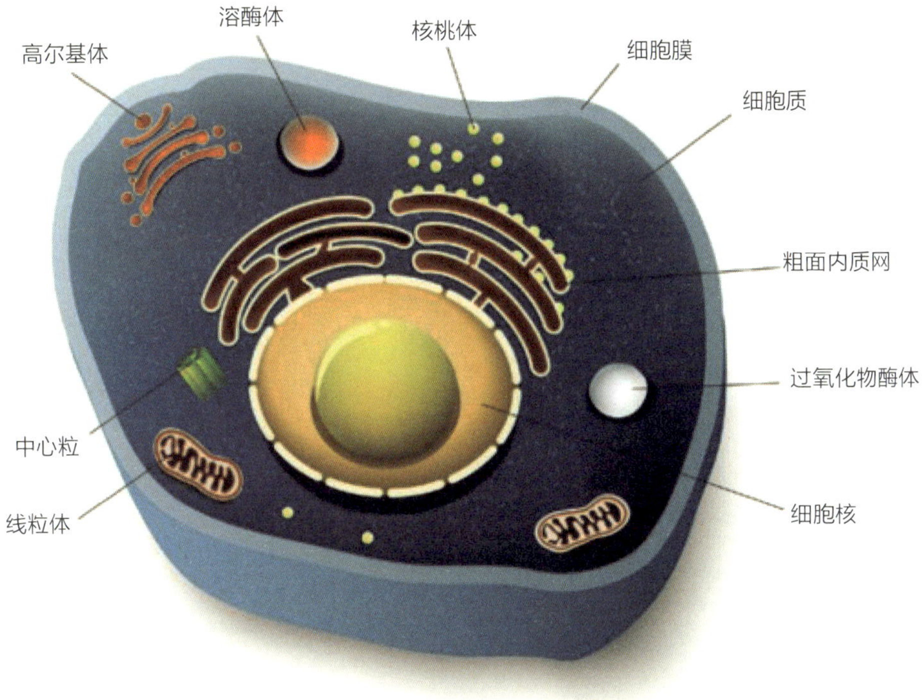

细胞

有四种主要的组织，它们是：

1. 结缔组织。结缔组织可以大体上分为血液、骨骼、软骨、纤维性结缔组织几种类型。血液充当物质在身体之间来往的传输媒介，保护身体抵抗如细菌、病毒等外来有害物质；而骨骼、软骨、纤维性结缔组织连接和支持着许多其他组织的细胞。

2. 上皮组织（皮肤）。连线身体和腔体。上皮组织是非常重要的感觉器官，提供保护作用，调节身体热量聚散，另外还有排泄腺体。

3. 神经组织。发送和接收由电化学交换产生的脉冲，只分布在大脑、脊柱和神经中。

4. 肌肉组织。这些组织包括平滑肌、骨骼肌和心肌。这些肌肉组织可能是在收神经脉冲信号到时才收缩，即随意收缩肌（这些即是我们通常所说的“肌肉”），另一些肌肉组织，像心脏、消化道管壁和血管壁，是非随意收缩肌。

特定的组织组成器官，器官又组合在一起形成系统。每个系统也许包括了若干个器官。器官互相依赖，系统也是如此，比如，呼吸系统依赖循环系统将丰富的含氧血液送到身体各处，并将返回的二氧化碳血液进行处理。

人体的系统是由什么组成的?

人体内有10个主要的系统。绝大多数系统由器官组成。器官之间的关系是相互依赖并互相作用。

人体的十大系统是:

1. 骨骼系统

支持整个身体的框架。也包括可活动的关节。

2. 肌肉系统

一般与骨骼系统配对，肌肉基本上附着于骨骼之上。包括韧带和肌腱。

3. 神经系统

包括脑、脊髓和神经。包括中枢神经和周围神经系统。周围神经系统包括运动和感觉神经。运动神经进一步分为躯体运动神经（随意运动神经）和内脏运动神经（自主运动神经）。

4. 内分泌系统

一个非常强大的人体功能协调者，从性征的发育到食物的利用都由它负责。它分泌激素来调节人体各种活动和功能。

5. 循环系统

心脏、动脉、静脉，以及流经心脏、动脉、静脉的血液。包括淋巴系统。

6. 呼吸系统

包括鼻、喉、气管和肺。给我们提供维持生命所需的氧气。

7. 消化系统

包括口腔、食管、胃、小肠、肝、胰腺、结肠、直肠。它分解我们所吃的食物，持续向身体提供水、电解质、营养和能量。

8. 生殖系统

负责物种繁衍的器官，分为女性和男性生殖系统。女性生殖系统包括卵巢、输卵管、子宫和阴道。男性生殖系统包括阴茎、睾丸、附睾、输精管和附属腺体（如前列腺和精囊）。这些系统的运作在内分泌系统腺体的精密控制下进行。

9. 皮肤系统

皮肤自身就是一个完整的系统。覆盖身体的外部以及内部的保护层。它还包括毛发和指甲。

10. **泌尿系统**

包括肾、膀胱、输尿管以及尿道，它们负责过滤、分离和排出废物。

备注：我们的身体共有5个负责排泄的器官，分别是皮肤排出水分和盐分，肺部排出二氧化碳和水，肝脏排出胆汁盐和胆色素，肠道排出纤维食品、水、盐和死细胞，肾脏是最重要的排泄路径。尿液在肾脏产生，通过输尿管流入膀胱暂存，借助尿道排出体外。

五种感觉是什么？

感觉是我们接触并因此而体验外部世界，这些感觉是：

1. 嗅觉　2. 味觉　3. 视觉　4. 感觉 /触觉　5. 听觉和平衡觉

用什么术语来描述身体的不同部位之间的位置关系？

- 中线，身体的中心线；
- 侧线，平行于任何一侧中线的垂直线；
- 横切面，平行于地面的身体的线或平面；
- 前，在“前面”的任何物，正面义同；
- 后，在“后面”的任何物；
- 近端，某物离躯干比较近；
- 远端，某物离躯干比较远。

身体内最重要的腔室或区域是什么？

身体躯干分为：

1. 颅腔：存在于头盖骨或颅骨里，里面包含了大脑。大脑有几个脑叶，即额叶、顶叶、颞叶、枕叶。还包括了小脑和脑干。整个灰质有三层被膜，对大脑起保护和缓冲作用，以免撞击到坚硬的颅骨。

2. 椎管：包括脊髓、脑脊液以及和以上相同的被膜，但这些被膜一直延伸到了脊髓。

3. 胸腔：从颈根部延伸至横膈，包括了前方乳房的胸部区域以及里面的心和肺，背部是胸椎区域。

4. 腹腔：从横膈延伸到盆膈。它包括了胃和消化器官。肚脐是中央点。后面部分是腰骶区域。

5. 盆腔：延伸从盆膈至耻骨。 它包括了生殖器官和排泄通道。臀部在后部。

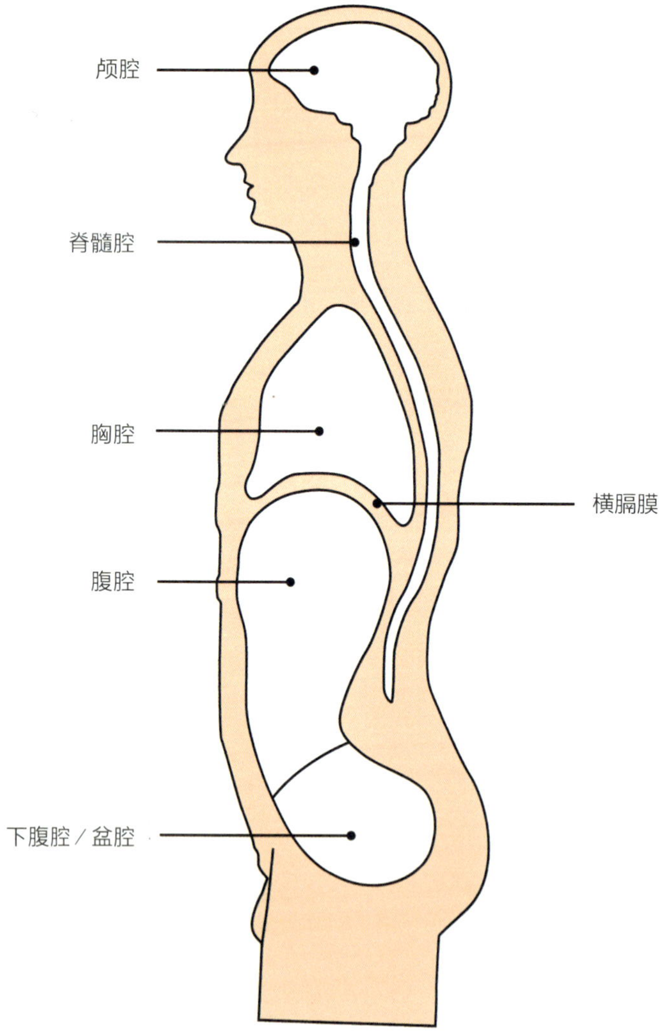

体腔

人体表层解剖的主要部分是什么?

人体表层解剖的部位是肉眼可见的。常见的术语如下图所示:

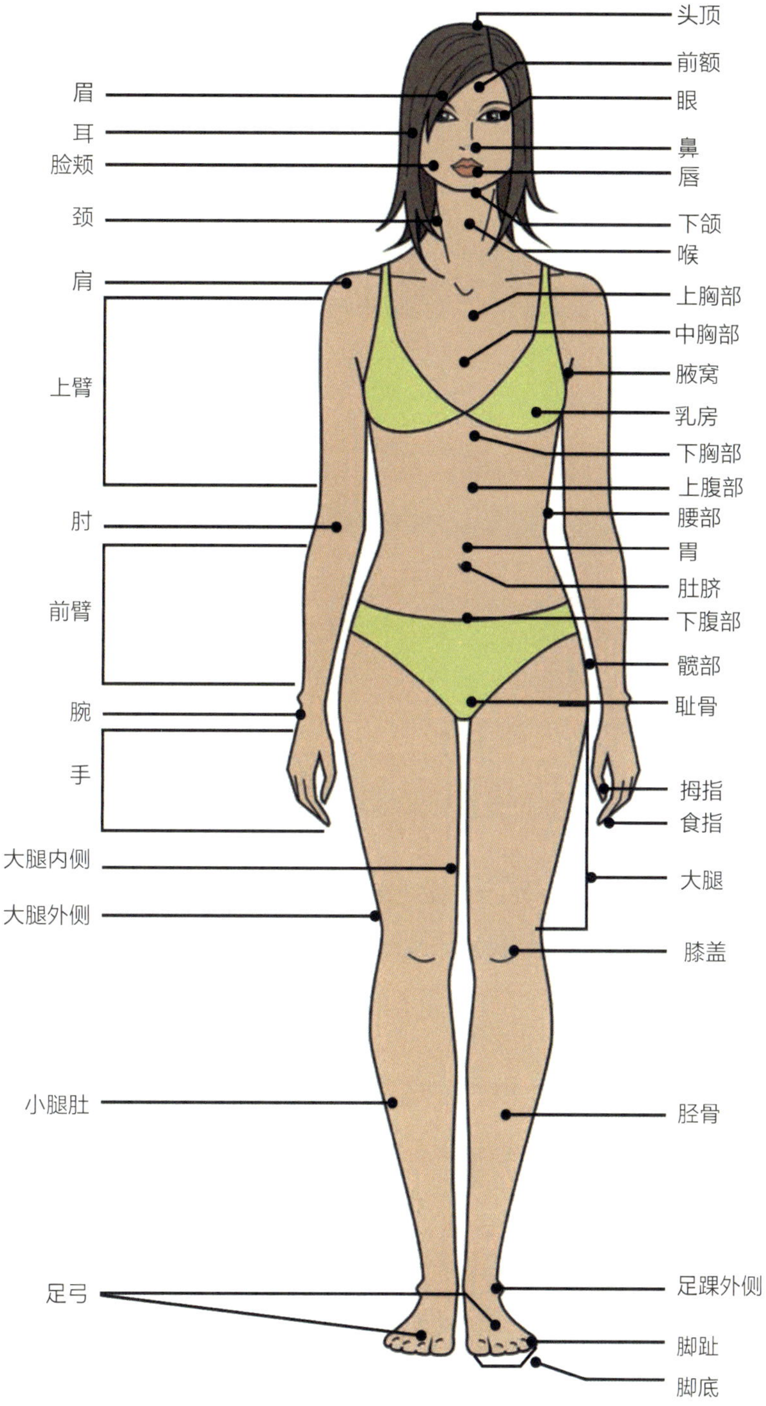

表层解剖

骨骼系统

骨骼系统由以下部分组成：骨、软骨、韧带、肌腱和关节。骨架有206块骨头，这些骨头由肌腱和韧带共同支撑。 肌腱与肌肉互相连结。韧带和骨头互相连结（肌肉连接韧带到韧带）。

骨骼系统的功能是给身体提供支撑/框架，为肌肉提供运动/杠杆作用，保护重要的生命器官，以及提供造血功能和储存矿物质。

骨骼系统有三种主要关节类型：1. 不动关节；2. 轻动关节；和3. 活动关节，即滑膜关节。关节的功能是提供运动和将骨头连结。

骨头有四种类型，分别是：短骨——腕骨；长骨——肱骨/手臂骨和股骨/大腿骨；不规则骨 / 椎骨——脊椎/脊柱；扁骨——肩胛骨。

骨骼有两个主要细分类别，中轴骨骼，包括颅骨、7块颈椎骨、12块胸椎骨、5块腰椎骨、5块融合骶骨和3～5块融合尾骨/尾骨和胸骨或肋骨；附肢骨骼，包括肩带骨、盆带骨、臂骨、腿骨、手骨和足骨。

上肢最重要的骨头是上臂的肱骨；下肢最重要的骨头就是大腿的股骨；小腿最重要的骨头就是胫骨和腓骨（也经常被称为胫骨）； 髌骨也是腿部的一部分。足骨包括距骨、跗骨、跖骨和趾骨。手骨括腕骨、掌骨和指骨。 足部有三个弓形来支撑身体的重量，也是推动我们向前走的杠杆。

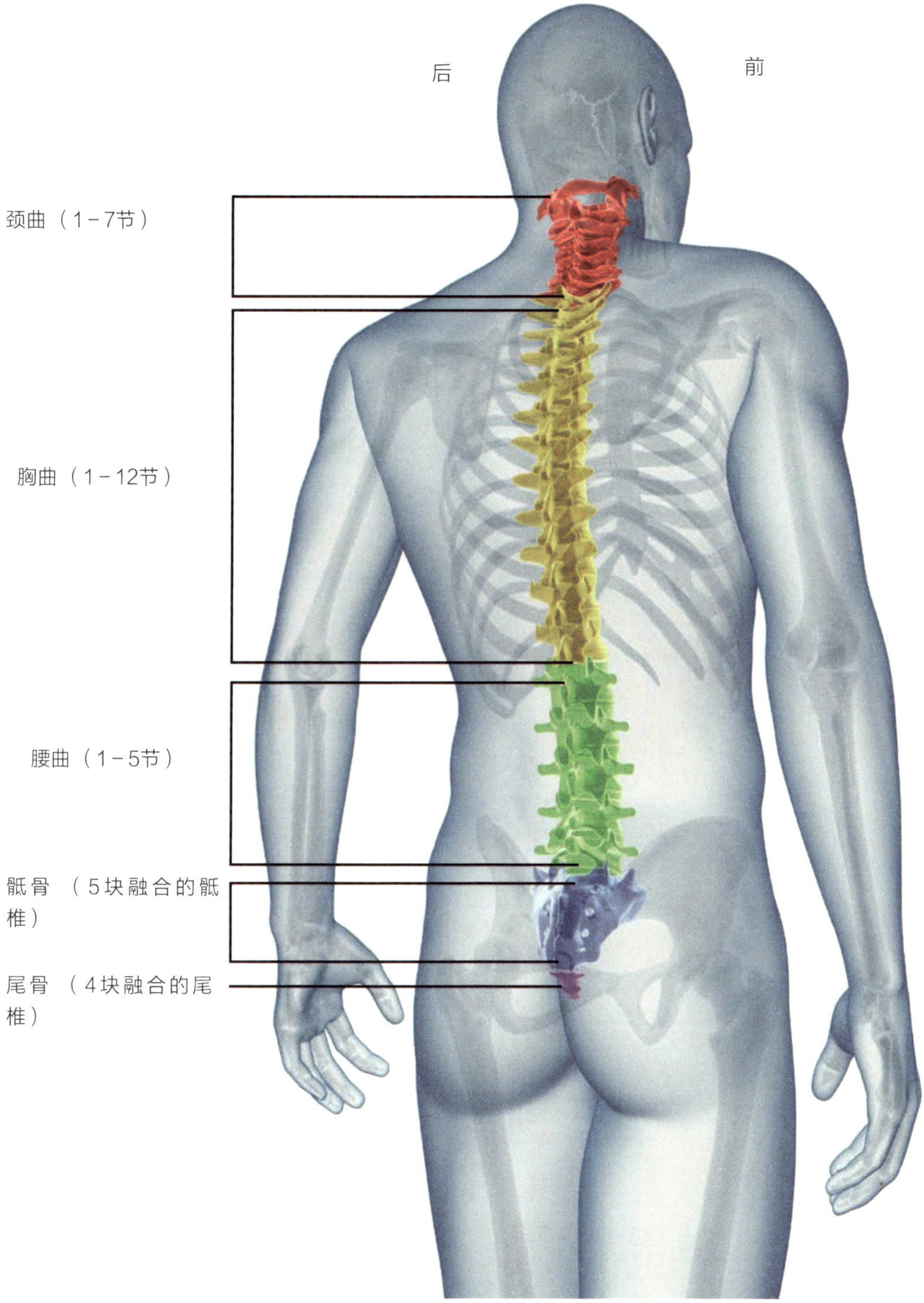
后
前
颈曲（1－7节）
胸曲（1－12节）
腰曲（1－5节）
骶骨 （5块融合的骶椎）
尾骨 （4块融合的尾椎）

脊柱

全身骨骼（前面观）

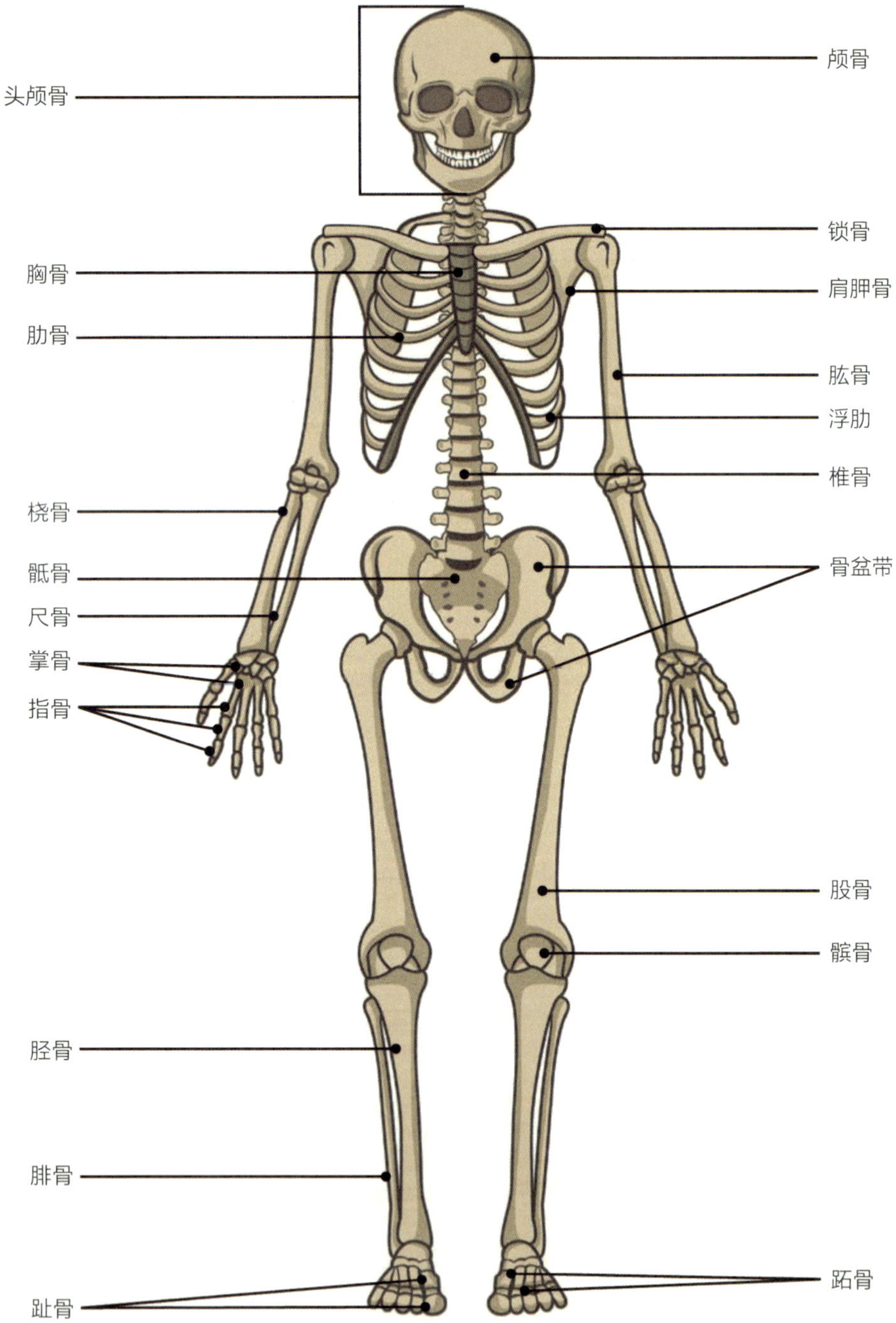
头颅骨
颅骨
锁骨
胸骨
肩胛骨
肋骨
肱骨
浮肋
椎骨
桡骨
骶骨
骨盆带
尺骨
掌骨
指骨
股骨
髌骨
胫骨
腓骨
趾骨
跖骨

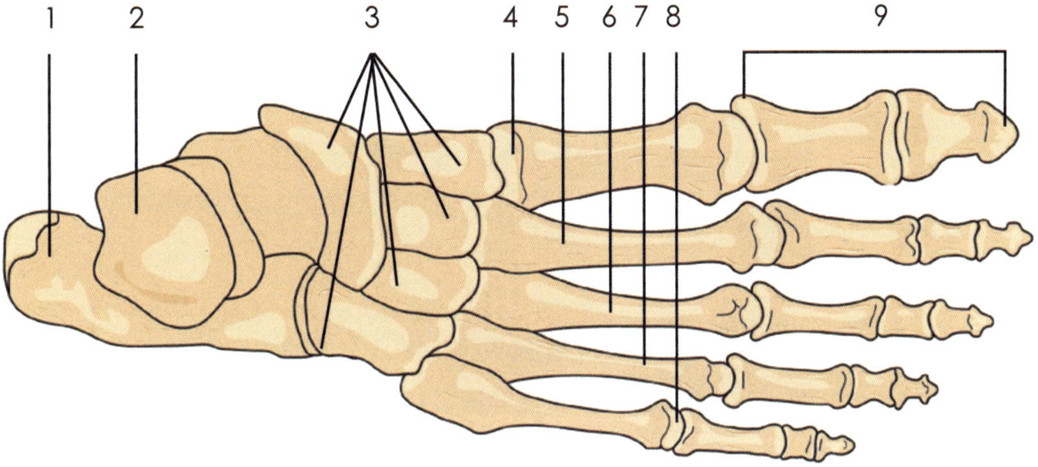

脚

1. 跟骨
2. 距骨
3. 跗骨
4. 第一跖骨
5. 第二跖骨
6. 第三跖骨
7. 第四跖骨
8. 第五跖骨
9. 趾骨

肌肉系统

我们身体里有超过500块的主要肌肉以及成百上千块只能通过显微镜看到的微细肌肉。肌肉能使身体运动，保持姿势，产生热能和稳定关节。所有的肌肉都是通过伸缩来执行特定的任务。肌肉使我们能够完成各种运动，像屈曲、伸展、外展、内收、回转、旋转、旋内、旋后、倒转、外翻、背屈、跖屈。

肌肉主要有两种类型。1. 随意志控制的随意肌——骨骼肌。2. 控制身体内部运行的非随意肌——平滑肌和心肌。运动神经系统会对所有的骨骼肌肉细胞进行刺激，使其进行工作。每块骨骼肌肉都有两个附着点，它们是：1. 起点：固定的；2. 止点：可动的。

主要浅层肌肉（正面）

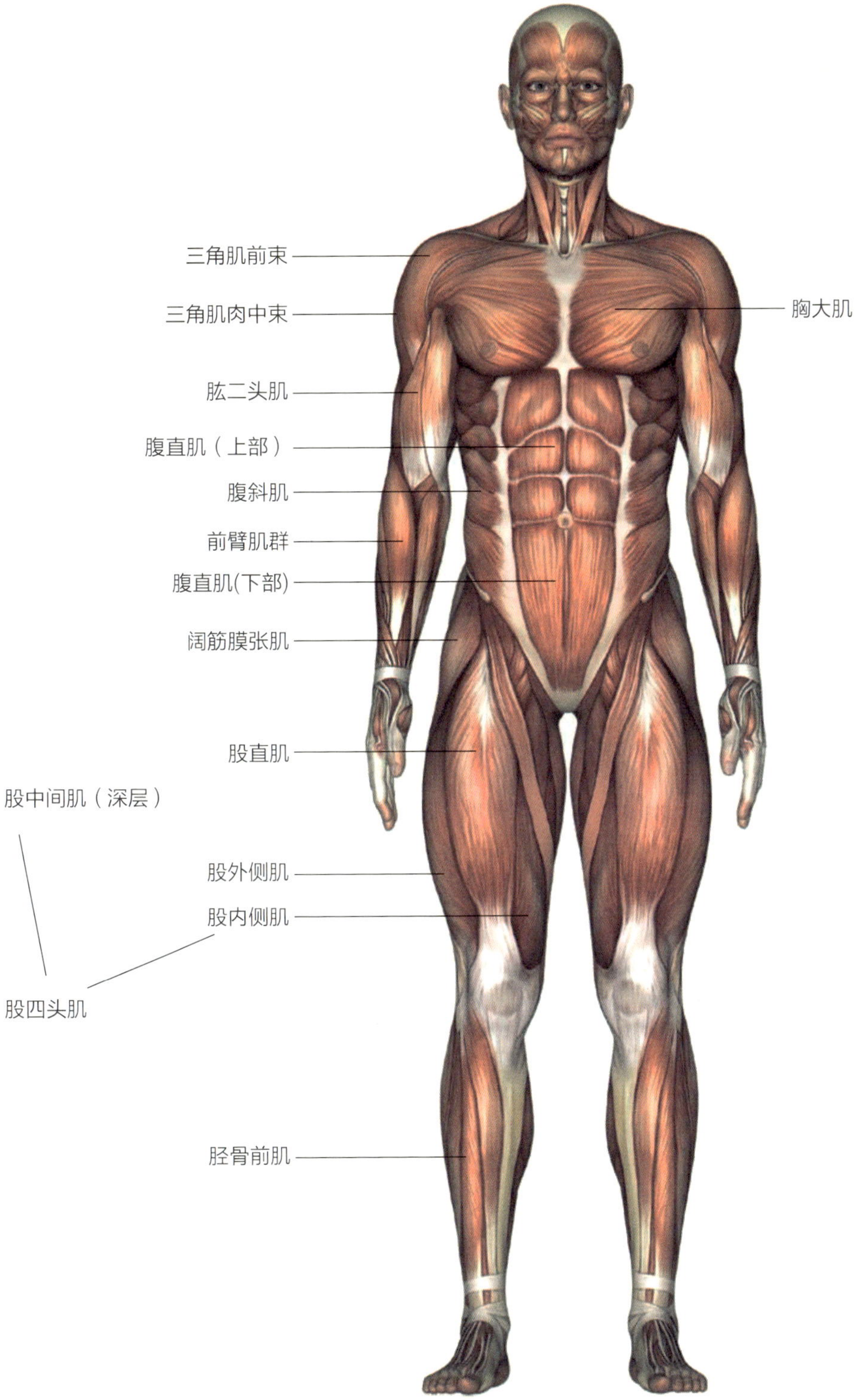
三角肌前束
三角肌肉中束
肱二头肌
腹直肌（上部）
腹斜肌
前臂肌群
腹直肌(下部)
阔筋膜张肌
股直肌
股中间肌（深层）
股外侧肌
股内侧肌
股四头肌
胫骨前肌
胸大肌

主要浅层肌肉（背面）

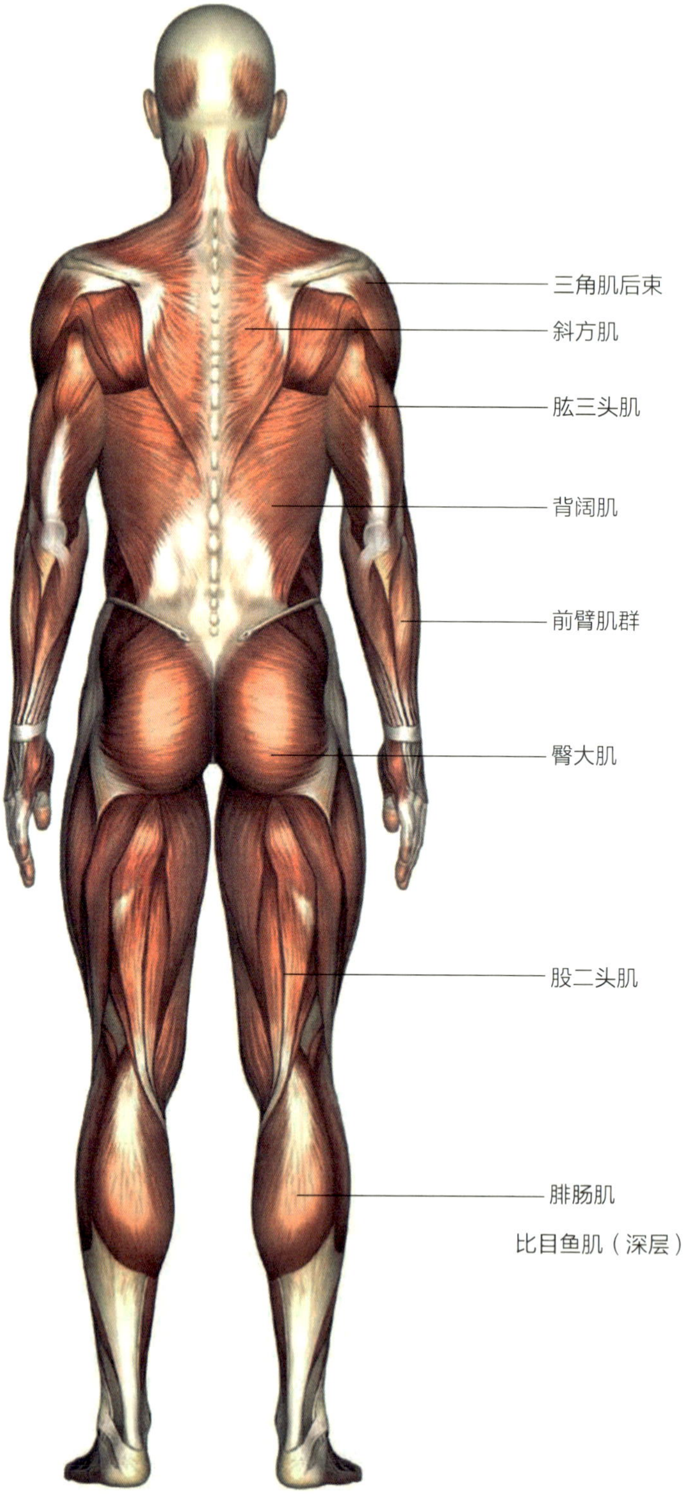
三角肌后束
斜方肌
肱三头肌
背阔肌
前臂肌群
臀大肌
股二头肌
腓肠肌
比目鱼肌（深层）

具有特定功能的主要肌肉群有四组，包括：1. 头肌，用于控制表情和咀嚼；2. 躯干肌和颈肌，用于移动头、肩胛带、躯干以及形成腹部腰带；3. 上肢肌，用于控制肩膀，肘关节和手部运动；4. 下肢肌，用于控制臀部，膝盖和足部运动。

简要概括之，人体的浅层肌肉主要是：

- 上臂：三角肌、肱二头肌和肱三头肌，
- 大腿前侧：股四头肌，
- 骨盆后侧：臀大肌，
- 大腿后侧：腘绳肌，
- 小腿后侧：小腿肌肉（腓肠肌），
- 上背部和肩膀：斜方肌，
- 背部：背阔肌，
- 躯干前侧：主要的胸大肌、腹直肌和腹外斜肌。

神经系统

神经系统的功能是：保持电刺激的体内平衡；提供感觉，执行高级心理机能和情绪反应；激活肌肉和腺体。神经组织由神经细胞和支持细胞组成。

神经系统分两大部分。1.中枢神经系统，由在颅腔内的脑和位于脊柱椎管内的脊髓组成。它的功能是根据过去的经验和目前的状态对传入的感觉信息进行解释和发布命令。2.周围神经系统，由中枢神经系统外的所有神经组成，把大脑和脊髓与身体所有其他部分进行连接。

周围神经系统可细分为两个分支，1. 感觉或者传入神经，负责将身体（体细胞）和器官（内脏）的感觉接收器的脉冲传送给中枢神经系统；2. 运动或传出神经，用于传递中枢神经系统发出的神经脉冲给肌肉和腺体。由此它们就产生了运动反应。

运动神经有两个细分：1. 控制骨骼肌的躯体或随意神经系统，2. 自主或非随意神经系统，用以调节平滑肌，心肌和腺体。

自主神经系统有两部分，它们分别被称为交感神经系统和副交感神经系统。

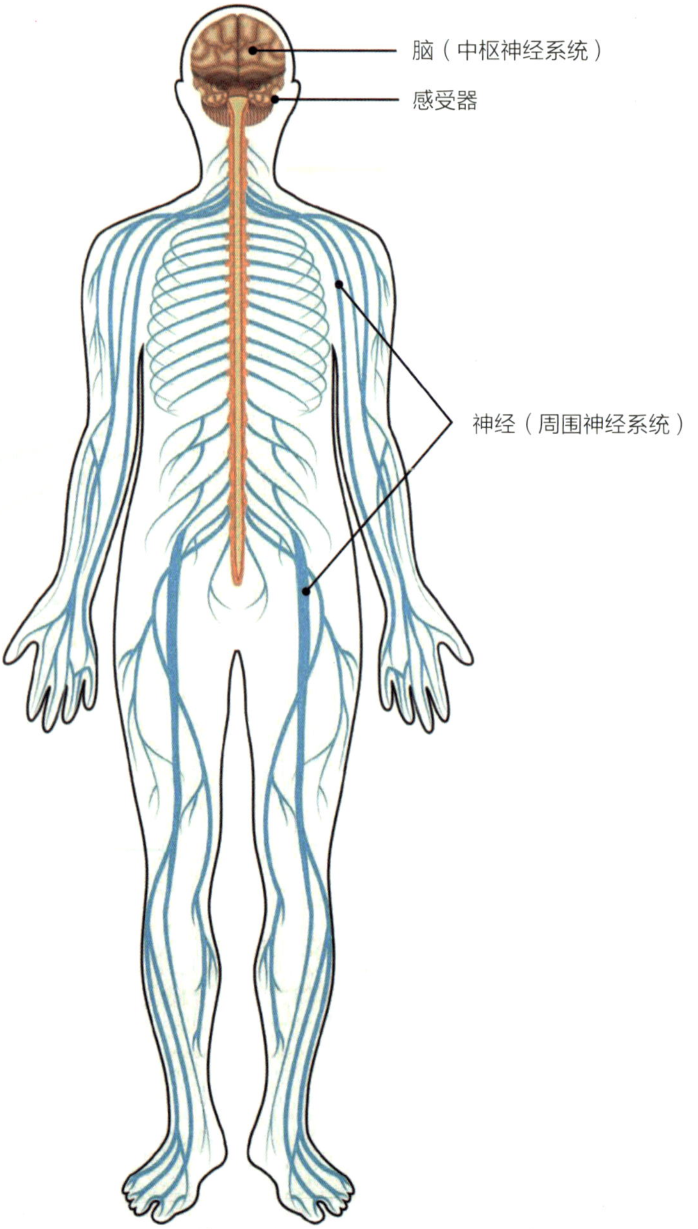

神经系统

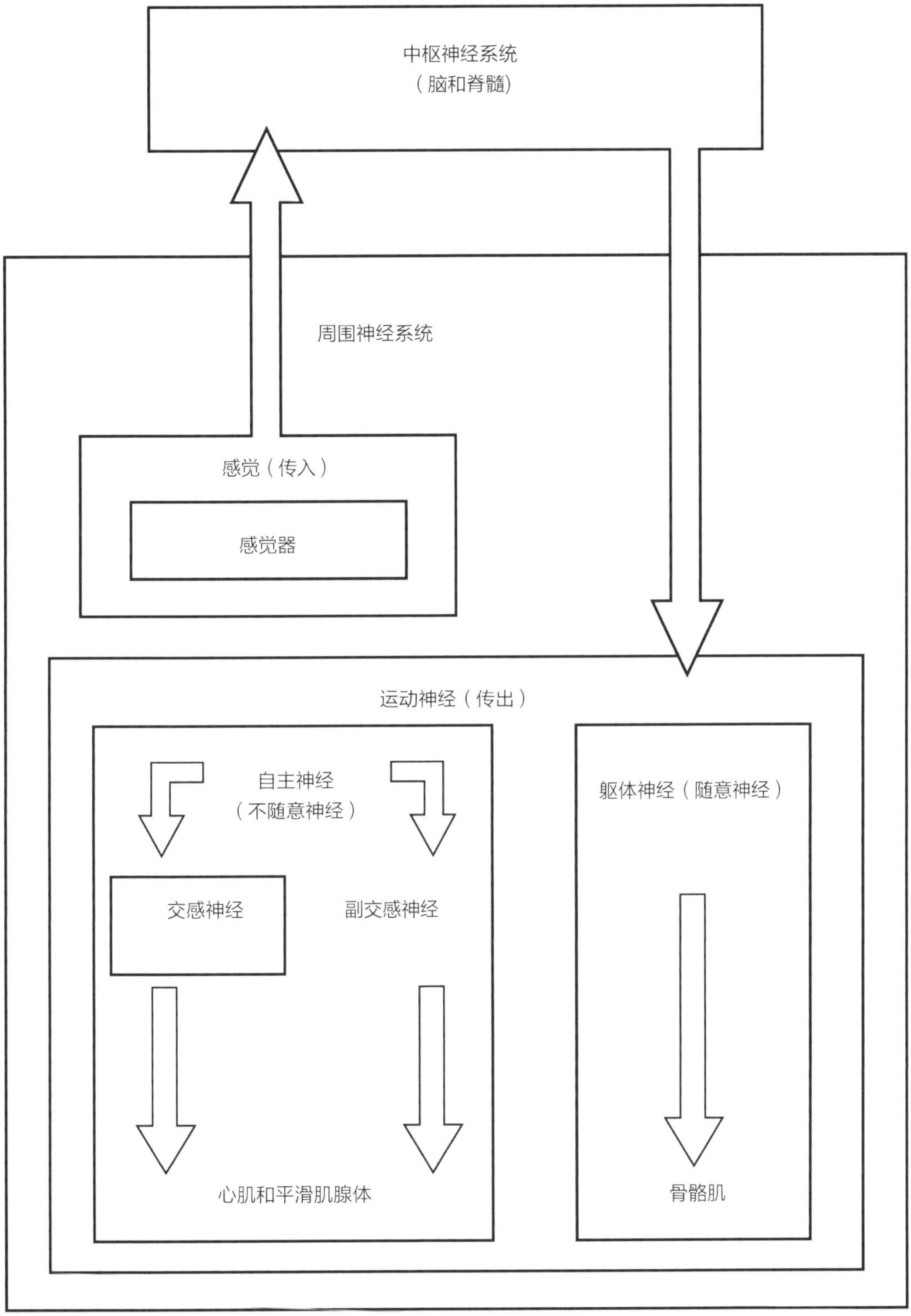
中枢神经系统
（脑和脊髓）
周围神经系统
感觉（传入）
感觉器
运动神经（传出）
自主神经
（不随意神经）
交感神经
副交感神经
心肌和平滑肌腺体
躯体神经（随意神经）
骨骼肌

中枢神经系统

器官系统

胸腔和腹腔里的所容之物处于不断运动动之中——心脏的跳动，肺部吸呼，肠的蠕动。这些重要的生命器官之所以能够如此，因为它们各被一个平滑层保护和包裹着，这个平滑层就是众所周知的心包膜、胸膜和腹膜。在人体躯干之内，存在三个重要的系统，那就是循环系统、呼吸系统和消化系统。

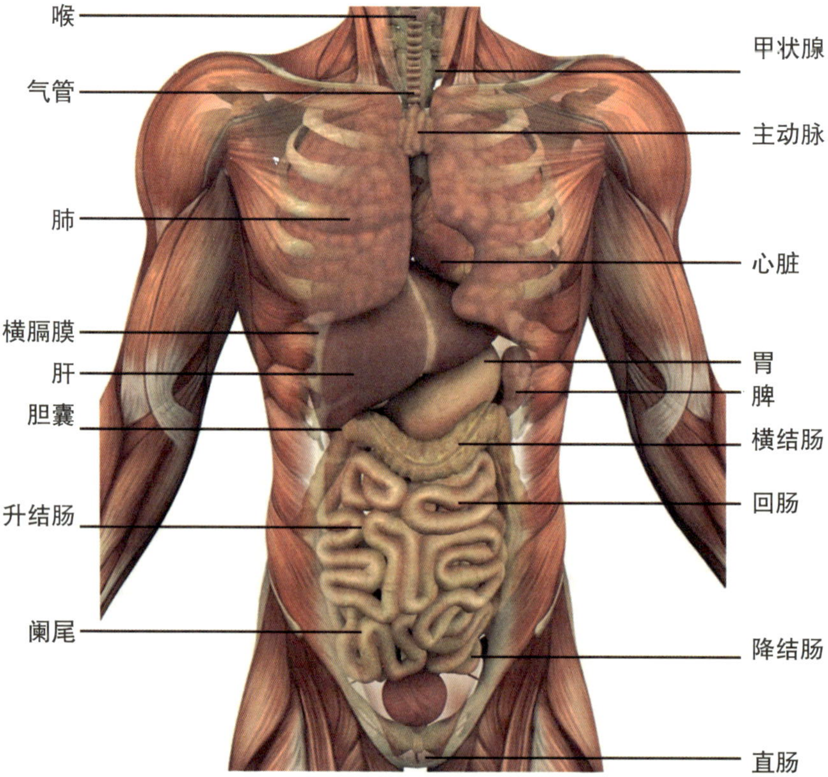

器官系统

循环系统

循环系统中最重要的器官是心脏。它位于胸腔内的胸骨之后。心脏有两个对称的部分——心房和心室——它们的功能像是两个泵。右边的向肺泵输送脱氧血，支持肺循环。左边的从肺泵出含氧血进行氧化，如此进行体循环。心脏约重300克，每天输出9000升血液，以这个比例计算，心脏每分钟泵血60～160次不等。

心脏自身有血液供应和循环功能，此过程叫冠脉循环。心脏通过电脉冲来保持跳动，电脉冲引起心脏肌肉的收缩，推动血液进入大动脉，再到小动脉。心脏的心房和心室由瓣膜分隔开，通过瓣膜的开关闭合，血液在一个心室里进行储存，然后被泵入另一边。

动脉将血液由心脏带出，通过静脉再流回心脏。血液先被泵入大动脉，然后到小动脉，之后是小细动脉，最后是毛细血管。在这里，氧气和二氧化碳进行交换，组织液就此形成，之后血液通过静脉系统返回心脏。体循环和肺循环都在此系统中进行，淋巴管则负责收集多余的组织液。

血压测量有两个读数：收缩压和舒张压。 平静健康的成年人放松状态的血压大约是120/80，高于150/90则会被认为是高血压。

呼吸系统

呼吸是指空气进出肺部的过程，目的是让血液吸收氧气，释放二氧化碳和水分。呼吸系统包括鼻、喉、气管、支气管、细支气管和肺泡。左肺和右肺位于肋骨的“保护笼”里。弧形的横膈膜横跨肋骨组成肺“笼”的底部。左肺包含的两个肺叶比右边的要稍小，右肺则有三个肺叶。

呼吸系统的重要肌肉有膈肌和肋间肌（在每条肋骨间分布的两层肌肉）。大多数成年人每分钟呼吸15～18次。

所有身体细胞都需要氧气来运作。通过鼻吸气，经过气管、支气管和细支气管，然后进入肺部里的肺泡。正是在这里发生气体（氧气和二氧化碳）的交换，每次所需交换时间不到一秒钟。

从鼻子至肺泡，所有的呼吸器官，不仅输送空气，而且还具有加湿作用，调整其强度与温度的协能，使之适应在肺泡里进行气体转换。（请阅读《调息之光》第1部分第1节第4小节《调息法和呼吸系统》）

消化系统（吸收、消化和排泄）

消化系统将食物分解成微小颗粒，让消化道管壁上的细胞可以吸收其中的营养成分。

消化系统的主要器官是：口腔、唾液腺和舌、食道、胃、十二指肠、回肠、空肠、结肠、直肠和肛管。其他几个在消化中有重要作用的器官是肝脏和与肝脏一起的胆囊、胰腺。

我们吃下去的食物不但被物理分解成小颗粒，还有消化系统属下不同的器官所产生的酶类参与分解。消化道的各个部分如波浪一般收缩、放松，这样的蠕动使食物在消化道中得到运动。之后，食糜中的营养成分被肠里的细胞吸收。小肠有三段，十二指肠从胃那里接收化学物质以及部分消化的食物，接下来是空肠部分，那是营养素被吸收得最多的地方，最后是回肠，那是废物进入大肠前最后一个吸收养分的地方。大肠包括升结肠、横结肠、降结肠和乙状结肠，大肠末端通向直肠。直肠肛管是排泄系统里最后一个器官。有趣的是，排泄物也包括了组成人体的三种重要物质，固体、液体和气体。

其它参与消化功能的器官是肾脏和膀胱。肾脏和膀胱由输尿管连接，并通过输尿管与外部环境连接。肾脏不仅平衡体液的多少，还参与净化血液里的毒素和杂质。它们过滤、净化、调节体液，循环水中的矿物质、营养素和调节血液里的化学成分。主动脉以9升/秒的速度泵给它们血液。如果肾脏不能正常工作，人会因自身代谢废物中毒，会因缺乏重要的养分，或者因体液过多而死亡。滤液即尿液稳定流动进入膀胱，膀胱收到信号提示尿液充满时就会发生排泄行为。

生殖系统

生殖系统的解剖学分成两部分，男性和女性。生殖系统的功能是保证物种繁衍。

男性生殖系统的主要部分：

一对睾丸左右各一，位于腹腔外的囊袋里。囊袋被称为阴囊。睾丸可产生精子，使得女性的卵子受精。这意味着男性就能将他的基因传给后代。睾丸也会产生雄性激素。雄性激素调节着男性的发育。阴茎将男性的精子传送给女性。附睾和输精管不太为人所知，但也是男性生殖系统的基本部分：附睾是一条薄的盘管，位于睾丸边的阴囊中，精子在那儿成熟；输精管是一条导管，是精子储存之所，精子通过输精管输送精子到尿道口。尿道球腺、精囊、前列腺也是男性生殖系统的基本组成部分，它们分泌的物质便是精液，精液里充满了精子。

女性生殖系统的主要部分

男性生殖系统在受孕过程中扮演了重要的角色，而女性的生殖系统则承担了从受孕、胚胎发育、分娩、养育婴儿的所有重要功能。新生命在女性身体里成长，区别于像男性的生殖器官处于外部，女性最重要的生殖器官——阴道、子宫或输卵管和卵巢——都在身体内部。然而女性生殖附属腺体乳腺和外阴则显露在体外。

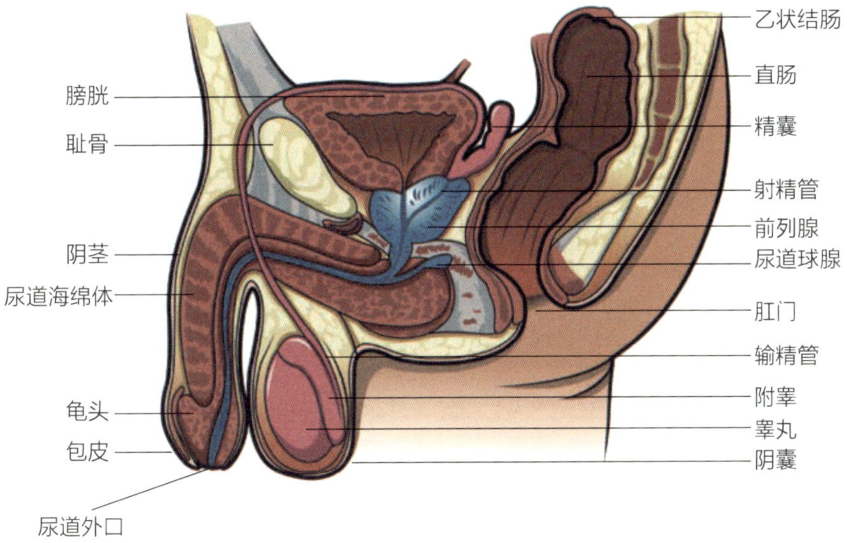

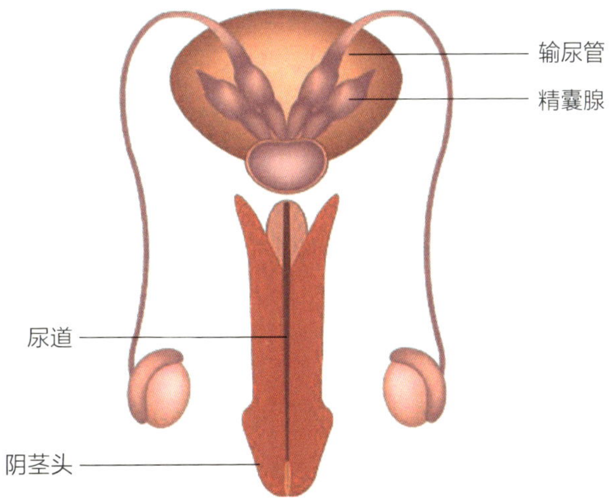

男性生殖系统

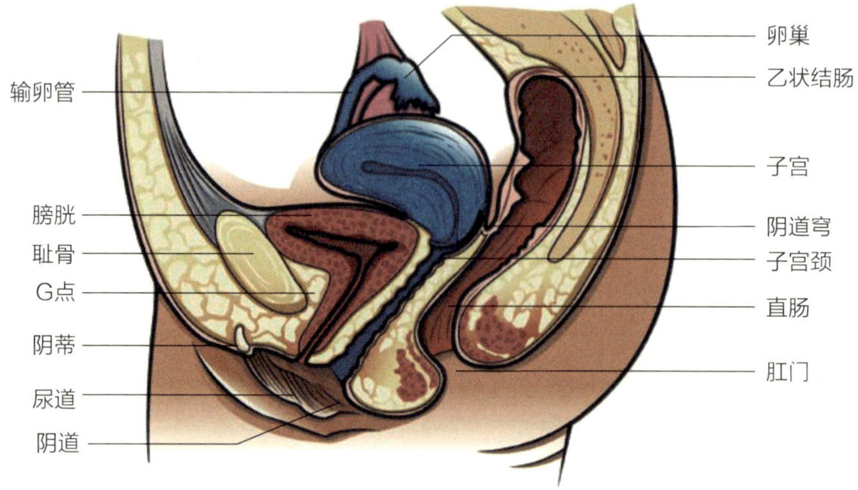

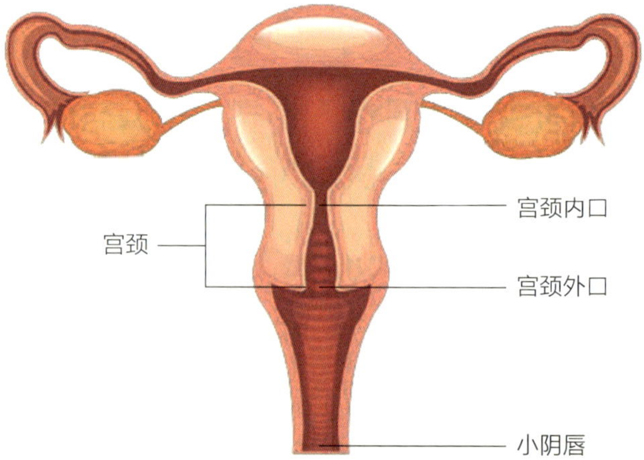

女性生殖系统

卵巢是女性主要的生殖器官，它分泌促进女性发育的激素，产出的卵细胞经过受精，培育出新生命。卵巢在骨盆里位于子宫两侧。大自然慷慨地提供了大量卵子，女婴出生时带有200万个卵子。其中的400～500个卵子在青春期得到发育。每个月，一侧卵巢会排出一个成熟的卵子去受精。子宫是新生命保障/维持系统，受精卵在子宫里着床，吸收营养，生长9个月。子宫就位于膀胱的后面。阴道是一个非常神奇的可膨胀的管道，它连接着子宫和外部世界。它接收男性阴茎，也是婴儿来到外面世界的一条通道。阴道位于尿道和膀胱之后、直肠之前。

第九章

问题——客观题和叙述题

以下是根据《艾扬格瑜伽入门教程》设计的几道样题，供读者学习和解答，帮助巩固练习，并深入研习关于瑜伽的理论知识。教师们应亲自思考并解答这些样题，这样在回答学生的提问时才不至发生混乱。

样题分为两类。A部分是客观题，B部分是叙述题。

教师可参考《瑜伽之光》《调息之光》《帕坦伽利瑜伽经之光》《瑜伽论八支瑜伽》《艾扬格女性瑜伽》等B.K.S.艾扬格所著的作品。

A

客观题

1）写出下面几个词语的梵文：

站立体式

坐立体式

前伸展体式

扭转体式

倒立体式

腹部体式

后弯体式

修复体式

仰卧体式

2）填空

1. ______________________是基本站立体式。

2. ______________________是基本坐立体式。

3. ______________________表示向上。

4. ______________________表示向下。

3）“犬”姿分两种：______________________和______________________

4）三种表示向上的站立体式是______________________，______________________和______________________

5）八个以手掌敬礼的站立体式是：

1. ______________________，2. ______________________，

3. ______________________，4. ______________________，

5. ______________________，6. ______________________，

7. ______________________，8. ______________________。

6）在下面五个坐立和前伸展体式中，______________________，______________________，______________________，______________________，______________________，要用______________________和______________________

____________手指抓着大脚趾/脚趾。

7）1. ____________________，2. ____________________ 3. ____________________这三个体式中，要尝试单腿平衡。

8）要先在____________________体式中学习恰当地保持平衡，才能学习____________________体式。

9）在牛面式（Gomukhāsana）中，如果____________________腿在下，那么____________________臂在上；如果____________________腿在下，那么____________________臂在上。

10）下面的体式属于侧伸展或扭转，

1. ____________________，2. ____________________，

3. ____________________，4. ____________________，

11) 1. ________________，2. ________________，3. ________________，4. ________________能有效作用于腹部肌肉和器官，并且抗衡腹部肌肉的收缩。

12) 1. ________________，2. ________________，

3. ________________是倾斜的后弯体式。

13）习练者需要在1. ____________________，2. ____________________，3. ____________________中学习膝盖跪地。

14）下面的体式需要在身体两侧练习：

1. ____________________，2. ____________________，

3. ____________________，4. ____________________，

5. ____________________，6. ____________________，

7. ____________________，8. ____________________。

15）在哪几个站立体式中膝盖是弯曲的？

1. ____________________，2. ____________________，

3. ____________________，4. ____________________，

5. ____________________，6. ____________________，

7. ____________________，8. ____________________。

16）写出下面词语的含义：

1.baddhāṅguli

2.gomukha

3.vṛkṣa

4.utkaṭa

5.vimāna

6.utthita

7.parivṛtta

8.pārśva

9.koṇa

10.trikoṇa

11.parīgha

12.uttāna

13.prasārita

14.pāda

15.hasta

16.aṅguli

17.aṅgṣṭha

18.pūrva

19.paścima

20.adho

21.ūrdhva

22.mukha

23.daṇḍa

24.upaviṣṭha

25.utthiṣṭha

26.jānu

27.śīrṣa

28.svastika

29.parvata

30.vīra

31.sālamba

32.hala

33.sarvāṅga

34.supta

35.ardha

36.candra

37.ekapāda

38.paripūrṇa

39.nāva

40.caturaṅga

41.dhanura

42.śalabha

43.uṣṭra

44.śvāna

45.śava

46.viparīta

47.sthiti

48.sama

49.pratāna

50.udara

51.ākuñcana

52.karṇa

53.pīḍā

54.namaskāra

55.triaṅga

56.setu

57.bandha

58.āsana

59.prāṇāyāma

60.yoga

17)拆分下面的词语

1.samasthiti

2.ūrdhvahasta

3.baddhāṅguliyāsana

4.gomukha

5.pādāsana

6.ardhacandra

7.trikoṇa

8.pārśvakona

9.pārśvottānāsana

10.pādõttānāsana

11.pādāṅguṣṭhāsana

12.paścimõttānāsana

13.triaṅga Mukhaikapāda Paścimõttānāsana

14.marīcyāsana

15.sālamba

16.parśvaika

17.karṇapīḍa

18.paripūrṇa

19.caturāṅga

20.pūrvottānāsana

21.sarvāṅgāsana

22.patañjali

B

叙述/描述题

1）写出向帕坦伽利的祈祷文（śloka）及其含义。

______

2）叙述帕坦伽利的故事（参考《帕坦伽利瑜伽经之光》和*Yogadhārā*）。

______

3）什么是samasthiti？sama的意思是？sthiti的意思是？

______

4）从技术的角度，写出Pārśvottānāsana中手臂的多种摆放位置。

______

5）解释在Paścimottānāsana 中抓脚的各种方式。

______

6）解释Bharadvājāsana中不同的、相似的动作。

______

7）解释Svastikāsana和Gomukhāsana中i)交换手指交扣的方式；ii)交换交叉腿的方式。

______

8）详细描述Śīrṣāsana的准备、定位和学习阶段。

______

9）列出生理期要避免练习的体式名称（及其含义）。

______

10）列出属于后弯的体式。

______

11）列出属于仰卧的体式。

12）写出Sarvāṅgāsana序列体式的名称（及含义）。

13）叙述Sālamba Śīrṣāsana和Sālamba Sarvāṅgāsana的功效（参考《*Yogadhārā*》《艾扬格女性瑜伽》）。

14）列出属于坐立体式范畴的体式名称，指出其含义，并解释每个动作的技巧（每个体式不超过5行）。

15）每月经期结束时，女性应该先练哪个体式来平衡荷尔蒙、避免妇科问题?

16）写出属于倒立范畴的体式。

17）站立体式如何帮助我们学习Sālamba Śīrṣāsana和Sālamba Sarvāṅgāsana?

18）列出paścima pratāna和pūrva pratāna sthiti中体式的名称，解释这些类别的具体效果。

19）列出Sūrya Namaskāra中的体式，以及太阳神12个名字。

20）叙述Vīrabhadra的故事。

21）写出关于Bharadvāja和Marīci的简要介绍。

答案

A部分客观题答案

1）

站立体式	Utthiṣṭha Sthiti
坐立体式	Upaviṣṭha Sthiti
前伸展体式	Paśchima Pratana Sthiti
扭转体式	Parivṛtta Sthiti
倒立体式	Viparīta Sthiti
腹部体式	Udara Ākunchana Sthiti
后弯体式	Pūrva Pratana Sthiti
修复体式	Viśrānta Kāraka Sthiti
仰卧体式	Supta Sthiti

2）

1. Samasthiti
2. Daṇḍāsana
3. Ūrdhva
4. Adhaḥ (Adho)

3) Adho Mukha Śvānāsana 和 Ūrdhva Mukha Śvānāsana。

4) Ūrdhva Hastāsana，Ūrdhva Baddhāṅguliyāsana和Ūrdhva Namaskārāsana。

5) 1.Namaskārāsana，2.Ūrdhva Namaskārāsana，3.Paśchima Namaskārāsana，4 .Utkaṭāsana，5.Vṛkṣāsana，6.Vīrabhadrāsana Ⅰ，7.Vīrabhadrāsana Ⅲ，8.Pārśvōttānāsana

6) 1.Pādāṅguṣṭha Upaviṣṭha Koṇāsana，2.Paśchimōttānāsana，3.Ūrdhva Mukha Jānu Śīrṣāsana，4.Ūrdhva Mukha Triaṅga Mukhaikapāda Paśchimōttānāsana，5.Upaviṣṭha

Koṇāsana

拇指、食指、中指。

7) 1.Vṛkṣāsana，2.Ardha Chandrāsana，3.Vīrabhadrāsana III。

8) 学习Sālamba Śīrṣāsana之前，先学习Sālamba Sarvāṅgāsana。

9) 做Gomukhāsana时，若左腿在下，则左臂在上；若右腿在下，则右臂在上。

10) 1.Parivṛtta Trikoṇāsana，2.Parivṛtta Pārśvakoṇāsana，3.Bharadvājāsana I&II，4.Pārśva Halāsana

11) 1.Ūrdhva Prasārita Pādāsana，2.Paripūrṇa Nāvāsana，3.Supta Pādāṇguṣṭhāsana II。

12) 1.Ūrdhva Mukha Śvānāsana，2.Dhanurāsana，3.Śalabhāsana。

13) 1.Parighāsana，2.Vīrāsana，3.Uṣṭrāsana。

14) 1.Ūrdhva Baddhānguliyāsana，2.Gomukhāsana，3.Vṛkṣāsana，4.Pārśva Hasta Pādāsana，5.Utthita Trikoṇāsana，Vīrabhadrāsana II，Utthita Pārśvakoṇāsana，Vīrabhadrāsana I，Vimānāsana，6.Ardha Chandrāsana，Vīrabhadrāsana III，Parivṛtta Trikoṇāsana，Parivṛtta Parśvakoṇāsana，Parighāsana，Pārśvōttānāsana，7.Svastikāsana，8.Parvatāsana in Svastikāsana，9.Parvatāsana in Vīrāsana，10.Gomukhāsana，11.Jānu Śīrṣāsana，Triaṅga Mukhaikapāda Paśchimōttānāsana，Marīchyāsana I，12.Bharadvājāsana I，Bharadvājāsana II，Bharadvājāsana on a chair，13.Eka Pāda Sarvāṅgāsana，Parśvaika Pāda Sarvāṅgāsana，Pārśva Halāsana，14.Supta Pādāṇguṣṭhāsana I&II。

15) 1. Vṛkṣāsana，2. Utkaṭāsana，3. Vīrabhadrāsana I&II，4. Uthitta Pārśvakoṇāsana，5. Vimānāsana，6. Parivṛtta Pārśvakoṇāsana，7. Parighāsana。

16)

1.手指交扣

2.牛面

3.树

4.有力的、凶猛的

5.飞机

6.升起、伸展

7.回转、旋转

8.侧面、侧边、横向的

9.角

10.三角

11.闩门的棍子

12.强烈的伸展

13.伸出，伸展

14.脚，腿或书的一部分

15.手

16.手指

17.脚趾

18.身体的东部或前侧

19.身体的西部或后侧

20.向下

21.向上

22.脸

23.棒、棍子

24.坐

25.站立

26.膝盖

27.头

28.吉祥的迹象

29.山

30.英雄，勇敢

31.有支撑

32.犁

33.全身

34.仰卧

35.半

36.月亮

37.单腿

38.全部，完整

39.船

40.四肢

41.弓

42.蝗虫

43.骆驼

44.狗

45.尸体

46.颠倒

47.静止，稳定

48.直，平衡

49.伸展

50.腹部

51.收缩

52.耳朵

53.疼痛，压力

54.打招呼、致敬

55.三肢

56.桥

57.锁

58.姿势

59.有节律控制呼吸

60.结合

17）

1. sama+sthiti
2. ūrdhva+hasta
3. baddha+aṅguli+āsana
4. go+mukha
5. pāda+āsana
6. ardha+candra
7. tri+koṇa
8. pārśva+kona
9. pārśva+uttāna+āsana
10. pāda+ut+tāna+āsana
11. pāda+aṅguṣṭha+āsana
12. paścima+ut+tāna+āsana
13. tri+aṅga+mukha+eka+pāda+Paścima+ut+tāna+āsana
14. marici+āsana
15. sa+ālamba
16. pārśva+eka
17. karṇa+pīḍa
18. pari+Purṇa
19. catuh+aṅga
20. pūrva+ut+tāna+āsana
21. sarva+aṅga+āsana
22. pata+añjali

B部分叙述/描述题答案

1）帕坦伽利祈祷文（śloka）及其含义（参考《*Yogadhāra*》）

2）帕坦伽利的故事（参考《*Yogadhāra*》）

以下为参考答案样例，可以用自己的话展开叙述，并为其它体式、其它主题做类似的叙述，从而巩固这门学科的学习。

3）sama是指将身体均衡稳定地摆放。它是基本的站立体式，身体立直向上，身体的左右两侧水平且彼此平行。体重均匀分布，注意身体的两侧。生命能量也同样均匀分布，注意身体的两侧，身体任何一个区域都被公平对待。保持身体每个区域的水平线和中线的交叉点，如脚底、跖骨、膝盖、大腿、腹部、喉咙、颈部、头。同样，身体左右的对应区域也应保持正位。

头脑也保持中立而不漠然的状态。智性在身体各处均匀展开。

4)Paśćima Namaskāra：双手在背后呈Namaskāra

手在脚的任何一侧/手臂伸直

Baddha Maṇibandha：在背后握手腕

Baddha Hasta：在背后双手互抱手肘

5）用大拇指、食指、中指抓着大脚趾。

抓着脚底的两侧。

抓着脚跟。

手指环扣双脚——左右手交换。

绕过双脚抓着手腕——左右手交换。

如此学习可以帮助你建立智性，准备好回答学生提出的任何问题。

6~21答案从略。

图书在版编目（CIP）数据

瑜伽教师基础指南 /（印）B. K. S. 艾扬格，（印）吉塔 • S. 艾扬格著；田燕等译. — 杭州：浙江大学出版社，2017.8（2025.7重印）

书名原文：Basic Guidelines for Teachers of Yoga

ISBN 978-7-308-16687-4

Ⅰ. ①瑜… Ⅱ. ①B… ②吉… ③田… Ⅲ. ①瑜伽—基本知识 Ⅳ. ①R793.51

中国版本图书馆CIP数据核字（2017）第031269号

瑜伽教师基础指南

[印] B.K.S.艾扬格　吉塔•S.艾扬格　著

田燕　王春明　付静　欧梅　游泽霞　译

责任编辑　王雨吟

责任校对　邵吉辰

封面设计　徐筱逸

出版发行　浙江大学出版社

（杭州市天目山路148号　邮政编码　310007）

（网址：http://www.zjupress.com）

排　　版　杭州林智广告有限公司

印　　刷　绍兴市越生彩印有限公司

开　　本　787mm×1092mm　1/16

印　　张　12

字　　数　256千

版 印 次　2017年8月第1版　2025年7月第16次印刷

书　　号　ISBN 978-7-308-16687-4

定　　价　48.00元
